此書紀錄我行醫生涯中，最真實的歷程和心得
是為懷抱夢想和志氣、正值青春年華的你而寫

甚願有志從醫的你，能夠快樂地、有尊嚴地邁進醫療行列
傾力奉獻你的專業和智慧、為病患帶來盼望和溫暖
你將發現生命的價值與美好
更能體悟成為醫護人員，其實是世上最快樂的工作

—— 杜元坤

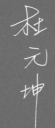

世上最快樂的工作

神經顯微重建手術權威杜元坤的行醫哲學

杜元坤——著
謝其濬——採訪整理

謹以此書，

致上最誠摯的感謝，
給不分晝夜為醫療付出努力的醫護人員；
也同時獻上最溫暖的祝福，
給勇敢面對病痛的病患及家屬們。

目錄

第四部 鹽的人生哲學

推薦序

杜元坤的傳奇人生

——義联集團創辦人．義大醫療集團董事長 林義守

我在十五年前為了回饋社會，造福高雄縣市（現已合併改制為高雄市）與南部鄉親，以解決醫療資源不足的問題，創辦了義大醫院。當時因為義大醫院位處燕巢鄉的偏遠鄉下，即使醫院建築外觀蓋得像五星級飯店，醫療空間也充滿藝術氣息，一開始還是不太有人看好，這家醫院真能做到台灣醫療、甚至國際醫療頂尖的地位？

這是一所全新的醫院，所以我一開始的想法，就是要網羅全台各地最傑出的醫師群，在高雄縣北邊醫療資源極度缺乏的地方，從事急重症及尖端醫療服務。

對醫療，充滿雄心壯志

創院初期開始招兵買馬時，最讓我印象深刻的一位醫師，就是當年在林口長庚醫院擔任骨科部外傷科主任的杜元坤教授。他曾擔任基隆長庚醫院外科部長，全台從北到南都享有高知名度，專醫疑難雜症，病人非常多。所以，當時我認為他是非常適合的人選。

我們第一次見面時，杜醫師就提出自己想法，包括：第一、他做的手術都是尖端的顯

微及神經手術。這種手術在健保體制下，不只不能賺錢，甚至是賠錢的醫療服務！如果義大醫院能接受他對於骨科的規畫，成為一個專門開困難手術的專科，那麼他會願意離開林口長庚，回南部服務。第二、醫院要用最好最新的設備，而且開院初期投資醫療儀器必須不計成本。第三、要成為國際的醫學中心，提供外國醫師專用的宿舍。因為杜醫師的學生很多都是外國醫師，甚至是教授級、主任級的醫師。第四、醫師開會全程要用英文，連護理人員都該知道如何用英文溝通。因為他的國際病人很多，必須具足這樣的條件，才能提供更好的醫療服務。第五、他會從長庚醫院的骨科帶幾位醫師（五虎將）前來，帶槍投靠，他希望我能同時善待這些優秀的骨科醫師。

當時杜醫師對我提了那麼多條件，但最讓我訝異的是，他完全沒提到自己薪水這一回事。我非常好奇地問他：「我知道你在長庚的年薪多少，那到義大醫院來，你有沒有什麼要求？類似像保障薪資的數目？」

杜醫師當時的回答，我直到現在都還記得。他很嚴肅地告訴我：「我知道林董事長禮賢下士，很捨得投資貴重儀器和重金招攬好醫師，外界都知道您不會虧待醫師。所以不論董事長給我多少保障薪資，我都會欣然接受。而且我非常有信心，以我的工作付出與對病人的投入，一定可以超過這個基本的保障薪資。因為我是為了圓夢才回來南部，我希望在義大醫院能創造個人醫學生涯的最高峰！」我當時看著眼前這位杜醫師的氣魄，令人震懾，所以我們當場就簽約了！

是醫師，更像是傳奇英雄

回想起來，我當初的決定完全正確。如今的杜元坤院長真的非常投入醫療服務，他實在太拚命了，把整個義大醫療集團的士氣都帶起來。也由於他這種天生的領袖氣質，我把目前義大醫院體系的三家醫院，包括義大醫院、義大癌治療醫院和義大大昌醫院，全部交給杜院長負責運籌帷幄。

如果評估過去十幾年來，我對醫療產業的大量投資裡，選擇杜元坤教授來擔任義大醫療體系三家大醫院的總舵手，應該是我做過最物超所值的投資了！

杜元坤院長不只是一個好醫師（他一年三百六十五天，除了出國開會和除夕、初一，每天晚上都睡在他的辦公室！），他更是一個很好的學者、教授、研究人員，以及行政主管。甚至我慢慢了解他後，才了解原來他還是一個默默行善的大慈善家、音樂高手，更是一位熱愛橄欖球的運動員。

只是我對杜院長喜歡打橄欖球的嗜好，難免擔憂。因為在我們義大醫療集團裡，杜院長是個舉足輕重的領導人物，我很怕他打橄欖球受傷。可是，每次看他要上場打球前那種閃閃發亮的眼神，我想勸說甚至阻止他的言語，到嘴邊就收回去了！

另外，我還觀察到，杜院長還有一個特殊才能，每年在高雄義大醫院至少舉辦三到四場大型的國際醫學會，尤其在二〇〇九年第八屆的亞洲太平洋手外科大會（the 8th APFSSH），與會的國內外貴賓超過五百位（是亞太手外科大會逾二十年有史以來，最盛大的一次），義守大學醫學院與義大醫院會場，可謂是冠蓋雲集，盛況空前！我才見識到杜院長另一項「超能力」，就是「縱橫四海，氣勢磅薄，談笑風生，揮灑自如！」這樣的人才，不只南部很缺乏，就算是全台灣也很罕見！

因為杜元坤院長很多優異的表現，我認為他不只是一位成功的外科骨科醫師，其實他的人生就是一場「傳奇」！我以前就一直鼓勵他，應該把他的人生故事寫成勵志書，鼓勵年輕的學子投入醫療行業。所以當二〇一八年初，知道杜院長的出書計畫後，我就非常期待看到這本書的問市。而我能夠有這個榮幸為這本書寫序，著實充滿欣喜之情。歷史上，常可見：「時勢造英雄」，也有人說：「亂世出英雄」。綜觀杜院長在義大醫療集團的驚人成就表現，我只能說，他是一個「帶領醫療邁向未來與希望的傳奇英雄」！

推薦序

人生轉折點上的抉擇

——臺北醫學大學校長 林建煌

人生的轉折點做出選擇，但是成敗難料。北醫校友——義大醫院杜元坤院長當年來北醫就讀，可說經歷困頓與挑戰，但是，他接受了北醫，北醫也沒有讓他失望，成就了他的未來。因此，杜元坤醫師與北醫有深厚的情緣，也是他人生重大的轉折關鍵。

杜元坤是台灣南部的庄腳囝仔，從小學就成績優異，音樂、體育也難不倒他，多才多藝，讀台南一中時能文能武，更是學校的風雲人物，大小考試永遠名列前茅，還曾拿到全國小提琴比賽冠軍，又是學校多項運動校隊，領袖群倫。

然而，屬於人生勝利組的杜元坤，當所有人連同他自己都認為篤定上台大醫科時，大學放榜卻「只考上北醫」，他感覺是人生最大的挫敗，杜元坤回憶當時心情，「無顏見江東父老」，甚至一度有自殘的念頭。這個時候，杜元坤心境轉變，揮別因考試失利家中低迷的氣氛，北上來到北醫，他記得當年離家對母親說：「我就不信，我杜元坤在北醫混不出名堂來！」這是何等的豪情壯志，充滿自信抱負，結果，他擁抱北醫，北醫也成就了他。

杜元坤在北醫的拇山歲月，他愛上北醫。北醫自由開放的學風，活潑的校園文化，耳濡目染，繁重的課業之餘，他加入北極星詩社、康輔社、跆拳道社、橄欖球隊，後來還創辦管弦樂團，可說是多才多藝的北醫學子。他曾經早上五點就爬上川堂四樓屋頂拉小提琴，自我解嘲是「屋頂上的提琴手」，充實度過每一天，他如今回想說：「當年來北醫，是正確的抉擇」，聯考的挫敗使他邁向成功之路，因為北醫才有今天的杜元坤。

事實上，路是人走出來的，踏出北醫後，杜元坤懷抱北醫人「誠樸」校訓與不怕困難「打斷手骨顛倒勇」（台語：愈挫愈勇之意）的精神，在醫界闖出一片天，歷經林口長庚醫院骨科、外傷科紮實的訓練，隨後又到新開辦的高雄義大醫院打天下。如今，義大醫院在他的帶領下，成長茁壯，已成為南台灣的醫學重鎮。同時是骨科醫師的杜元坤在每個領域及工作崗位，傑出表現都發揮得淋漓盡致，不僅是北醫人的榮耀，更是台灣醫界之光。

身為北醫傑出校友，杜院長亦不忘回饋母校，二〇一七年十一月承諾未來十年，每年捐出兩百萬元，總計兩千萬元，做為「北醫橄欖球隊發展基金」。隔年二〇一八年三月，他再度熱心捐出兩千萬元，同樣以每年兩百萬元，連續十年捐款，做為母校細胞治療基礎轉譯研究、臨床試驗及高階人才培育發展基金。杜院長飲水思源，貢獻己力，回饋母校栽培、造福學弟妹，精神令人感佩。

《世上最快樂的工作——神經顯微重建手術權威杜元坤的行醫哲學》出版問世，正是杜元坤校友一生酸甜苦辣，失敗的淚水，成功的汗水，交織成的生命交響曲，帶來青年學子無限的啟發，「舜何人也，禹何人也，有為者亦若是」，從杜元坤醫師的心路歷程，給我們極大鼓勵，新書付梓，本人謹大力推薦之！

推薦序

世上最快樂工作的醫師

——臺北醫學大學董事 李祖德

第一次和杜元坤打交道的人，十之八九會被他那豪邁而不拘小節的個性深深吸引，並打從心裡懷疑：他真的是個能做全球最精細手術的醫師嗎？

這也難怪，在台灣醫師向來備受尊敬，望之儼然，卻不易親近，杜元坤卻完全不是那副模樣，顛覆大家對醫師的傳統看法，形容他是「非典型」醫師，可說相當貼切。

這個「非典型」，來自於他那不畫地自限且勇於挑戰新鮮事的個性。比方說，他雖是骨科醫師，卻不甘於依循傳統只繞著骨頭做些敲敲打打的工作，還跨界去做臂神經叢繞道移植手術、皮瓣移植顯微手術以及脊椎重建手術這些整形外科、神經外科醫師專攻的術式，而且還做得有聲有色。

為了推倒白色巨塔那堵高牆，走出醫學的傳統格局，從臺北醫學院（臺北醫學大學前身）畢業後，杜元坤不畏艱辛，歷經馬偕醫院、逢甲醫院、林口長庚醫院及美國梅約醫學中心等國內外醫療機構的淬煉，學習各種最新的醫療技術，最後落腳位於高雄鄉間的義大醫院，終成一代醫學巨擘，揚名國際。

儘管已是國際頂尖的臂神經叢繞道移植手術權威，杜元坤卻毫無架子，不改樂當窮人醫師的從醫初衷，定期率隊到澎湖義診，走遍東吉嶼、七美、花嶼、望安、將軍嶼、東嶼、坪嶼、吉貝及大倉嶼等離島，只為讓那些一輩子守在遙遠偏鄉的鄉親也能得到優質醫療照護。他甚至發給這些鄉親一方澎湖限定的回診單，一旦他們有必要跨海到義大醫院就診，可優先排入看診名單，免得舟車勞頓之餘卻失望而回。

就是這份時時以病人為念的同理心，他始終視病如親，苦其所苦。曾有一名媽媽輾轉帶著臂神經叢受損的孩子找他開刀，術後卻因籌措不出醫療費用，而必須將全家賴以維生的計程車拿去抵押貸款，他得知後二話不說，向林董事長報告，吸收了一部分費用，當下讓那名幾乎走投無路的媽媽感動到嚎啕大哭。

這就是杜元坤，一位身材魁梧卻心細如髮的醫者，他忠實闡述了希波克拉底兩千多年前寫下的醫師誓辭，更為已經或即將投入醫療志業的人，勾勒出快樂的行醫之路。走過波瀾壯闊的人生前半場，杜元坤選在年近花甲之際出版《世上最快樂的工作──神經顯微重建手術權威杜元坤的行醫哲學》這本書，字裡行間充滿了愛與智慧，值得細細品味。

推薦序

杜元坤，你是我永遠的隊友！

——臺北醫學大學．衛生福利部雙和醫院院長 吳麥斯

與杜元坤院長初識於當年的臺北醫學院橄欖球場，杜院長的風趣、機智、聰慧，著實讓我這一個台北鄉下人大開眼界，也展開了我們一輩子不可分離的連結。從北醫同學、橄欖球友、見實習醫師戰友、住院醫師室友，甚至是我的婚禮證婚人（如書中所述，我也是他的婚禮主婚人）。

讀這本書，就像回到我和杜元坤院長一起闖蕩過的青春年少和八〇年代的台灣醫界歷史，內心澎湃不已。相信所有經歷或未曾經歷那一年代的讀者，都會感受到杜元坤院長那無遠弗屆的熱情與決心。

《世上最快樂的工作——神經顯微重建手術權威杜元坤的行醫哲學》從杜元坤院長幼年時期述說起，由〈以逆境調味的人生〉導入年輕杜元坤人格形塑的成長背景，〈有溫度的病房〉陳述醫師這行業無與倫比的喜悅，〈樂當窮人的醫師〉呈現杜院長個人喜悅延伸至對台灣社會的關愛，而〈鹽的人生哲學〉則是將這份無盡的關懷帶進醫院管理及同仁之中。每個章節更以「給未來醫師的一封信」做為小結，以自身的觀察與經歷給予建議，展現對

台灣醫界和醫師的期許與關愛，是每一位台灣年輕醫師必讀的一本好書。

書中，杜元坤院長不斷地強調，「尊重隊友、對手、相信自己團隊和勇敢面對痛苦與挑戰的橄欖球精神」，這樣的人生哲學適用於每位讀者身上，而讀完本書後，亦讓我熱血沸騰，忍不住大喊：「杜元坤，你是我永遠的隊友！」

推薦序

台灣中央山脊上的天使

——台灣公民與醫師協會理事長 鄭永豐

人文醫學集一身，他喜愛音樂、狂熱運動，他是醫學大師、教育家、慈善家、社會學家，他的名字叫「杜元坤」！

四十年前，在北醫的男生宿舍，我回想起，第一眼撞見的杜元坤院長是這樣的：渾身大汗泥污，又臭又髒，從橄欖球場走進洗手間。這真是上天派來的天使嗎？也難以理解如此身材魁梧的天使，如何從三歲能鍛鍊出如此出神入化，且輕功如燕般，成為醫學殿堂屋頂上的提琴手！

當年北醫的教學大樓只有四層樓高，川堂前後都是草地球場，兩邊楓樹搖曳，四季有時序，很多同學都在這裡教室內外雙主修，杜院長元坤兄更是三主修，在北醫自由的學風下度過求學時期每個難忘的寒暑，也成就了今天多才多藝無框無我的他。回想起來，當時北醫沒有什麼大樓，視野清明，抬頭就是蔚藍的天空，難怪杜院長元坤兄志比天高！

從醫後的他，輾轉至長庚醫院接受骨科專科醫師的訓練，縱使這個養成環境非常嚴格且忙碌，他還能在自家屋頂自學，成就以顯微手術專長著稱的神經外科與整形外科兩個專科，成就了骨科與一般外科兩個專科狀元，不論是骨外傷、繞道顯微手術、皮瓣手術、臂神經叢重建手術——八次手術革命，及脊椎重建手術……。

杜院長不斷求知精進、卓越創新，飛越全球五大洲二十七國示範教學兩百多台 Demo 手術，擔任歐美、日本、新加坡、泰國、中國等國的教授，成為響譽國際的權威大師。身為教育全球的醫者，豈止是屋頂上的開刀手，更是台灣中央山脈山脊上頂尖的開刀手，成就了守護生命花園園丁的偉大醫學教育家。

正氣凜然的杜元坤院長，縱有成吉思汗的霸氣，倒是一個相當感性，樂善好施的慈善家。他為癌症安寧病人手術滿足遺願，為臂神經叢重建病患贈琴施教與復健，實是令人感動！更不忘回饋母校捐資上億，成就杏林。

杜院長有著史懷哲與希波克拉底的醫者初心，處處以病人為本，醫療志業視病如親，濟世為懷，慷慨大方；立志解決病人苦難，無分偏鄉城鄉，不分貧窮富裕，不區遠近，不分晝夜。不論是偏遠至台灣最西邊的澎湖花嶼，又或是邦交國如海地、薩爾瓦多、帛琉等，不分種族、不分階級，無私地為人類的疾患病痛服務。在國際醫療外交上，上醫醫國，外交部頒發「醫療外交奉獻獎」，國際環境愈困難愈需要杜院長奉獻他的暖實力。

除了對國內醫療體系的制度、特色與管理瞭若指掌，杜院長更關心公民社會。他的種種，誠如書中所述：「大家都說肉好吃，菜好吃，湯好吃，卻沒有任何人說鹽好吃。但是，沒有了鹽，這些肉菜湯就沒有一樣好吃。一個好的醫師，就像學習鹽的精神，只求幫助別人，無私的付出，不會計較自己得到什麼好處。」而這也就是我們國家需要的社會學家——鹽者。

推薦序

北醫的守護天使

——臺北醫學大學細胞治療與再生醫學研究中心特聘教授 黃彥華

欣聞義大醫院杜元坤院長將出版新書《世上最快樂的工作——神經顯微重建手術權威杜元坤的行醫哲學》，並欣喜榮幸受邀作序。

現任義大醫院杜元坤院長是北醫校友，更是一位成功傑出的國際知名骨科醫學大師，學術成就超越群倫，其專長於顯微手術、關節重建、臂神經叢重建及足趾移植手指顯微手術，技法獨創，舉世聞名，更精進於臨床實務再生醫學。除醫療技術精益求精，持續創造病人福祉，專利發明三十餘項，並在很多國際醫學會擔任領導人的地位，堪稱台灣之光。

細細拜讀了杜元坤院長的新書，真是書如其人！本書中栩栩如生描繪杜院長一生在行醫故事中的堅忍毅力與態度，不斷突破自我與創新，永不放棄；更重要的是，杜院長破除了醫學殿堂的冷靜界線，把「視病猶親」四個字，發揮得如此淋漓盡致，用最溫暖的心帶給需要幫助的病患最精湛的醫術，醫病醫心，讓人打從心裡敬佩！

我與杜院長原本不相熟，二〇一七年底受邀至杜院長擔任理事長之臺北醫學大學醫師協會演講，報告臺北醫學大學細胞治療與再生醫學的研究與臨床試驗進展，以及北醫大所建置，亞洲第一且唯一之細胞治療與再生醫學國際博士學位學程。

大會晚宴中與大家聊及，北醫細胞治療與再生醫學博士學位學程所招收之國際學生，動機強且認真，但生活津貼缺乏。

第二天，我接到杜院長的LINE訊息，表示將捐款兩百萬元給北醫細胞學程與中心，專款專用做為國際學生獎學金與細胞治療研究。我心裡想，太好了！第一年學生的獎學金有著落了，滑手機回訊息，衷心感謝杜院長支持。回訊還沒打完，杜院長又傳來訊息說，他有新提議，「連續五年共一千萬元捐資北醫細胞學程與中心。」

我實在是太意外了！我說：「真是謝謝院長！」這樣我們細胞學程的國際學生的三年博士班生涯就能專心念書，無後顧之憂，實在是太感謝了！

沒想到，院長又傳來一新訊息，說他有更新的提議，為了讓我們能安心推動細胞治療之轉譯研究與招生，他建議，依先前捐資北醫大橄欖球隊十年兩千萬元的模式，捐資給北醫細胞學程與中心，專款專用做為北醫大細胞治療基礎轉譯研究、臨床試驗推行與高階人才培育的發展基金。

我像是聽到上帝的聲音一樣，不敢置信……我眼眶泛淚，快速回覆：「真的假的?!」院長回覆我：「真的！如果你同意的話……」

我終於明白，原來，這就是上帝派來守護我們北醫大學生的天使。

我十分有幸認識杜院長！認識天使的模樣……衷心感謝！

自序
致生命樂章的 Maestro

——杜元坤

我從一九七〇年代進入臺北醫學院（現為臺北醫學大學）習醫，一九八〇年代醫學系畢業後接受外科與骨科醫師的訓練，順利完成總醫師的訓練，並取得外科和骨科兩張國家專科醫師證書後，在一九九〇年代由醫學中心的專科主治醫師做起，很快被擢升為科主任、部主任、副院長、院長，到現在擔任的醫療集團主委。

這段時間，除了投身臨床醫療，在學術研究上我也不斷要求自己要更精進，也從醫學系的講師、助理教授，逐漸升任為副教授、正教授，現已擔任歐美、日本、韓國、新加坡，以及中國多家國際知名的大學講座教授及國際外科院士，並獲得泰國的皇家院士桂冠。

從廿世紀最後十年接軌到廿一世紀，直到二〇一八年的現在，我在醫學領域展現的拚勁與成績單，很多人可能認為我就是所謂的「學霸」，或是「含著金湯匙出生的人生勝利組」，擁有完整的資歷、順遂的人生，與令人稱羨的國際地位，頭上戴著擔任醫學界領導角色的光環。

確實，近二十年來，我一直無怨無悔的付出，投入慈善捐款及義診志業，推動醫院文化提升、音樂生命美學，更選擇一般醫師所不敢碰的、最艱難的課題（包括顯微重建、脊椎神經再生、臂神經叢繞道手術）做為我一輩子努力的志業與方向。

當然有很多人會說：「杜元坤瘋了！為什麼放著院長及國際知名教授的好日子不過，卻盡往大家認為是『自找麻煩』的角落裡鑽？」這些評論及耳語，不只在醫學界、學術界蔓延，也在病人之間傳開了，甚至有些報章雜誌報導，懷疑我不是一個正常人，稱我為「瘋子醫師」！

其實，在這些看得到的努力成果和頭銜光環，或被視為瘋子醫師之外，我的生命裡，有更多不為人知的辛酸與艱苦奮鬥的歷程。

一路從論文發表到專攻科研，我歷經台灣從公勞保醫療的時代，到現今全民健康保險醫療的巨大變革，也觀察到許多臨床醫療及醫療糾紛與醫學教育的問題，更面對近十五年「內外婦兒急，五大皆空」的慘況，轉而憂心AI人工智慧醫療的進步，會讓第二線的醫師科別（例如：核子醫學科、臨床及解剖病理科、放射診斷科）招生困難……！

漸漸地，這些個人在醫療的人生歷練，讓我心裡很清楚浮現一個念頭，那就是：「我能不能分享個人的醫療生命經驗，與從事醫療工作的朋友及廣大病患分享，進而引導年輕的醫師們，能夠快樂的、有尊嚴的邁進醫療行業？」

直到最近兩、三年，我靜下來好好思考，自己即將邁入六十歲，也應該整理過去至今所經歷過，有關台灣與國際的醫療史，還有我行醫跌宕起伏的過程，以及一心所秉持濟世救人的生命價值，並且與社會大眾分享！

於是，我在一年前開始與【讀書共和國出版集團】好人出版合作，提出構想、計畫，並將自己的生活故事與想法轉為文字，希望能藉由此書，對台灣的醫療人員，以及增進社會與醫療的溝通有所貢獻。

最後，我用一段對話，來為這篇自序做個結尾。

很多時候，我們的人生不免會遇到阻礙、不順利，甚或難以克服的煩惱。此時有不少人會透過宗教信仰的慰藉，得到老天保佑，賜予力量順利過難關。同樣的，我們醫療人員也會遇到壓力與挫折，很多人會問：「我們能如何安排，靠近上帝，蒙祂的光芒恩賜呢？」

我的回答是：醫學是讓我們最靠近上帝的一個安排。上帝派我們來當祂的天使，幫祂照顧受傷受苦的人們。而當人們回到上帝懷抱時，也是由我們慈悲不捨的還給上帝。每個人都有出生，都有死亡；開始睡搖籃，最終骨灰罈。在出生和死亡之間，只有一件工作，那就是醫療（醫學）。

我認為，音樂也和醫療非常相似。有個字用來形容音樂界的大師，就是「Maestro」。如何貼切地解釋這個字呢？音樂人說，從出生的搖籃曲，到青春的舞曲，到結婚的進行曲，遇到事業挑戰的交響曲，步入老年的回憶曲，到了人生最後一步的死亡安魂曲，都是由一首又一首的音樂來貫穿整個人生。

「人生，就是由音樂串成的一場大戲。」而我們音樂工作者，就是音樂生命的大師：Maestro。我也很喜歡用這個字來形容醫療界的大師，盡醫者父母心，來照顧病人的一生。

謹以此書，和各位盡心盡力奉獻濟世救人工作的醫療人員分享，我們都是生命樂章的Maestro！

第一部
以逆境調味的人生

人的價值，在於捨得付出。——杜元坤

01 父親的禮物

二〇一〇年十二月，杜元坤受邀到以色列當地的哈達莎醫學中心（Hadassah Medical Center）醫院演講，並進行臂神經叢顯微重建手術示範。

原本的行程安排，是杜元坤在以色列完成演講和手術後，多留三天再轉往瑞士，在另一場國際醫療會議中擔任講者。然而，才在當地第二天，他就接到來自台灣的電話，有位從長庚醫院轉至義大醫院的病人，只有院長能處理。

原來這位轉診病人已經進行截肢手術，但術後傷口潰爛，若是再繼續往上截肢至大腿，連膝關節也不保，以後即使裝上義肢，走路會更加困難。

當時安排轉診的長庚醫師是杜元坤的學生，明白只有老師會做這個手術，就告訴病人：「現在唯一能救你的，就是義大醫院杜元坤院長了！」

人在以色列的杜元坤知情後，二話不說，馬上訂機票回台灣，進行十個小時的*皮瓣（Surgical Flap）手術，成功搶救病人免去再次截肢的痛苦。而他手術完成後，又隨即搭上飛機至瑞士，趕在開講前二十分鐘，順利抵達會場。

為了救病人一命，手邊什麼事都可以放下，即使在地球另一端，也要趕回來動手術，這種故事在杜元坤多年的行醫生涯中，不勝枚舉。

「我很喜歡幫助別人，特別是弱勢的人，這一點，我和我父親很像。」杜元坤說。有其父必有其子，影響杜元坤最深的人，便是他的父親杜振仁。

嘴硬心軟的大律師

生長於台南縣山上鄉（現台南市山上區）貧窮的農家，杜元坤的父親天資聰穎，非常會念書。因為聽到學校老師說：「做律師辦一個案子，可以抵過你父親種一年的田。」便決心走上律師這條路。

杜元坤的父親不負眾望，成為地方上第一個考上台大法律系的人，在四、五〇年代的當時，可是件了不得的事。靠著幫人打官司，杜家也累積不少財富，「台南的第二輛私人轎車，就是我父親的車。」杜元坤說。

杜元坤形容，父親是個「刀子嘴、豆腐心」的人。「他常對有麻煩官司的當事人說：『你都已經快要進殯儀館，才要我救你。』不過，說歸說，如果對方真的需要幫忙，即使是再棘手的案子，父親還是會想辦法翻轉結果。」

註 皮瓣是由皮膚和皮下組織構成，並且具有血液供應的組織塊，可以利用顯微手術從身體的一處移植到另一處，以達最佳治療結果。

他記得父親說過一個例子：早年動員戡亂時期，*稻米不得跨區買賣，但仍有些人會冒險跨區販賣，以賺取價差。當時有位住彰化的農民，想趁著大清早沒人注意，悄悄把米運往西螺大橋另一邊的雲林販售，卻沒想到已有警察在橋上檢查，這位農民就被逮個正著。

「當時這位彰化農民在一審、二審都輸了，才來找我父親求助。仔細研究這個案子後，開庭時，父親抗辯：『城市與城市之間，如果是土地會畫縣界、市界，如果有河，便以河中央為界。這位農民雖然上橋，但還沒走到河中央，就不算越界。』結果順利打贏官司，也為當事人省下一大筆罰金。」

杜元坤直言，因為案主很窮，父親也知道，打這場官司賺不了錢，但出於助人之心，還是伸出援手。「所以，有好一段時間，我家都不必買米。」杜元坤笑道。

而杜元坤父親的軟心腸，也反映在對待家族成員的態度上。

杜元坤說，身為次男的父親，在事業成功、改善家中經濟環境後，便將其他四名手足的家庭都接來同住。大家族吃一頓飯要分三輪，第一輪是長輩先吃，接著是堂兄弟姊妹們，最後才輪杜元坤和弟弟妹妹們上桌。

小時候，杜元坤也曾經對此感到不服氣，長輩先吃理所當然，為什麼連堂兄弟姊妹們都排在他們前面？面對他的疑問，父親回答：「如果讓他們最後吃，會有寄人籬下的感覺。所以，讓他們先吃，他們心裡才會認同我們是一家人。」

父親的解釋，杜元坤當時似懂非懂，直到年紀漸長，才慢慢體會父親的用心良苦。原來

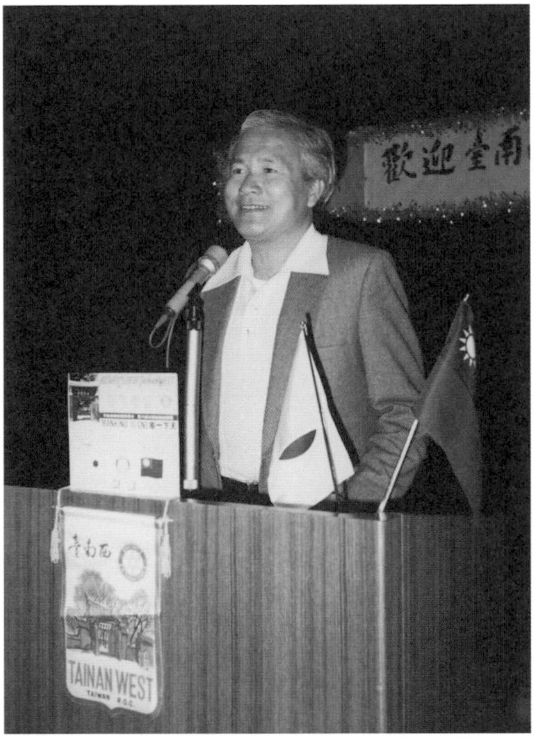

杜元坤的父親早年從事律師工作，也是個成功企業家。

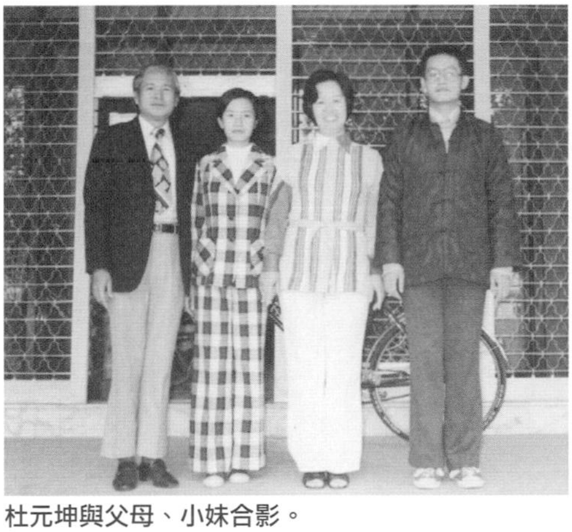
杜元坤與父母、小妹合影。

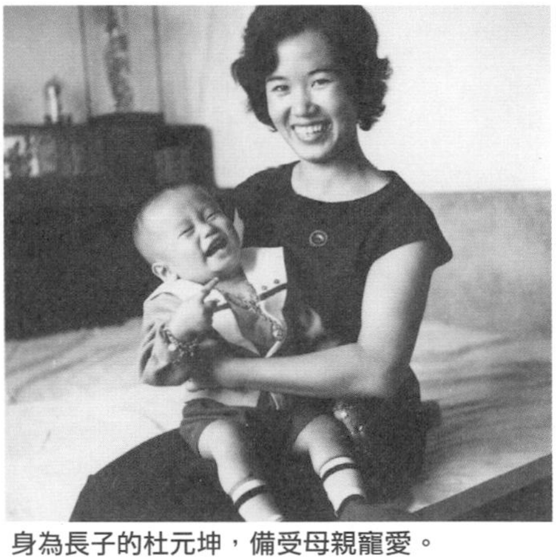
身為長子的杜元坤，備受母親寵愛。

註 「動員戡亂時期」政府曾制訂《糧食管理治罪條例》，當時為國防戰備所需，也避免軍糧流向中國，曾將台灣全島共分為八大糧區，稻米不得跨區買賣。

本頁照片／杜元坤提供

助人時，也要顧及對方的感受，才不會覺得受施捨。

被「差別待遇」的長子

除了律師本業，杜元坤的父親也很有生意頭腦，從一九七〇年代起，陸續成立七、八家公司，橫跨建設、娛樂、製冰、電子、家具、物流等不同產業，是個身價可觀的企業家。

「我母親的娘家生活富裕，當年我父親還是個窮小子，外祖父曾非常反對這門婚事，但我父親很有自信地說服外祖父：『你放心，我以後會很有錢，甚至比你更有錢。』後來證明，父親的狂傲不是沒有道理。」

杜元坤是家中長子，底下還有兩個弟弟、一個妹妹，照理說，應該是備受寵愛的天之驕子，事實卻不然。

從小，杜元坤就明顯感受到父親對小孩的差別待遇——弟妹念私立學校，他念公立學校；弟妹上學有專車接送，他卻走路上學；同樣第一名畢業，父親會去看弟妹領獎，但他領獎時父親卻總是缺席；同樣學小提琴，弟妹一週上課一次，他卻必須天天去，而且還得「表演」過關，才有飯吃……。

成長過程中，父親對杜元坤只有要求，表現優秀是應該的，卻從來沒有獎勵，這還因此讓他胡思亂想，心裡嘀咕：「我到底是不是你們的親生孩子？」

因為心裡覺得不公平，杜元坤回憶，小時候每天走路上學，就一邊走路一邊踢石頭，經

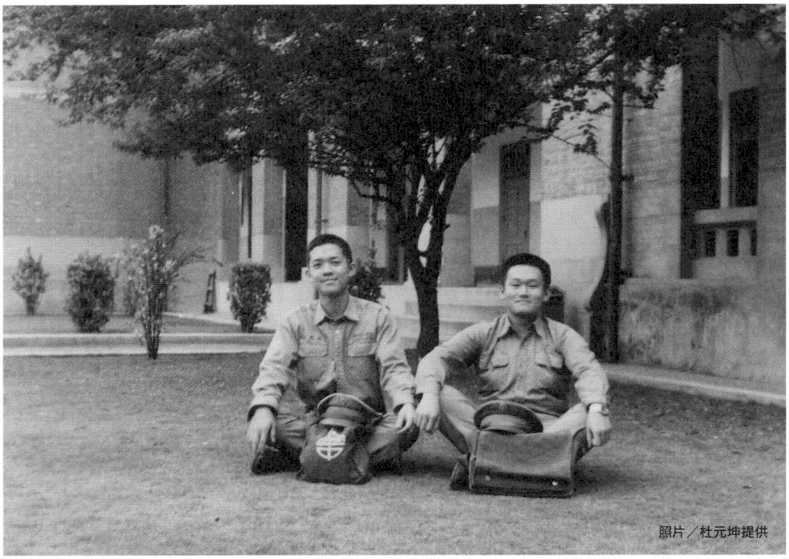
照片／杜元坤提供

學業成績優異的杜元坤（右）就讀台南一中時，與同學在校園留影。

常踢壞鞋子，看到弟妹搭去上學的轎車，也忍不住去踢幾下輪胎洩憤。

更大膽的是，有一次杜元坤看四下無人，偷偷打開家中汽車的引擎蓋，拿了廚房裡的沙拉油往裡頭亂灑一氣，再放下引擎蓋。直到他父親發動汽車引擎，竟開始冒煙，覺得不對勁，趕緊逃出車外，緊接著車子就爆炸了，險些釀成大禍。

杜元坤自白，他惹出的「爆炸案」，還不只這一樁。念台南一中時，因為每次做化學實驗，老師總是要求稀釋藥劑，他突發其想：「如果不稀釋會怎樣？」於是偷偷帶走實驗室的藥劑，到同學家一起進行「不稀釋」的實驗，結果差點轟掉同學家屋頂，所幸杜元坤和同學跑得快才沒有受傷。事後警察前來調查時，本以為有人在製作炸彈，後來發現是兩個高中生做化學實驗擦槍走火，又好氣又好笑。

面臨人生第一次挫敗

年少時雖然調皮闖禍，但杜元坤遺傳自父親的高智商，念起書來得心應手，大大小小考試永遠是全校前三名。當時一般人的認知是，功課好的人應該要當醫師，而以杜元坤的程度，考上第一志願台大醫科，絕對沒問題。

然而，聯考放榜後，杜元坤卻在此重重跌了一跤，他只考上臺北醫學院。那一年，台南一中畢業生沒有人考上台大醫科，也創下校史紀錄。

考試常勝軍的杜元坤，為什麼表現失常？「原因很簡單，就是那時候，我在談戀愛。」他坦言。

原來，杜元坤的父親先前幫助一對遭家暴的母女，並安置在杜家附近，情竇初開的杜元坤和這家的女兒談起純純的愛。為了幫助對方課業，還借筆記給對方，沒想到兩個星期後拿回來，封面上留著明顯的圓形印子，才知道愛心筆記被當隔熱墊！

當下，杜元坤有種「真心換絕情」的失落感，深受打擊的他，無法在考場上發揮應有的水準。

聯考失利，讓他遭遇人生第一次大挫折。

杜元坤回憶，看到榜單那一刻，他的心情跌到谷底，自覺無顏面對江東父老，便騎著腳踏車往台南安平海邊而去。

只見夕陽西下的海邊，彩霞滿天，波光粼粼，面對眼前美景，杜元坤心裡只有滿滿的挫敗，甚至想就地了結此生，「我第一次感覺到自己人生是失敗的，我成績這麼優秀，所有人都認為我一定會考上台大，這樣的結果，我怎麼能接受？」

不過，杜元坤到底是個正面能量強大的人，沮喪的情緒沒有持續太久，因為肚子餓了，摸摸口袋，幾個銅板還不夠他吃上一頓飯，只好硬著頭皮回家。只是回到家時，已經錯過晚餐時間，飯桌也收拾得乾乾淨淨。母親知道他沒吃飯，便煮了一碗麵，他邊吃邊哭，那是他人生最五味雜陳的一頓晚餐。

父子關係屢次陷冷戰

其實，早在杜元坤回家前，他的父親早已事先託人查榜，得知兒子聯考失利，整個家猶如暴風雨前的寧靜。放榜後，父子倆陷入冷戰，直到杜元坤要北上報到，父親才開口說：「你重考吧！」不敢回話的他，假裝沒聽見，報到前三天就北上找朋友，一心只想盡快遠離台南老家。

離家後的杜元坤，一開始只和母親聯絡，後來父親看他在北醫過得如魚得水，態度也漸漸軟化，不再執意要他重考。

有次，杜元坤在校內創辦的北醫管弦樂團到新竹演出，正好在新竹接案子的父親也前去捧場。演奏完，父親大力鼓掌那一幕，讓杜元坤內心百感交集，多年來的父子心結，似乎終於解開了。

之後，杜元坤升上大七那年，父母親因為創辦黨外雜誌，並刊登反對當時政府的言論遭到調查。一九八三年，杜元坤的父母親雙雙被判入監服刑，父親被關兩年，母親被關一年。

杜元坤發現，父親出獄後，褪去霸氣，對於賺錢也不像以前積極，甚至還捐不少錢出去。只是，好不容易緩和的父子關係，卻又因為他的婚事，再次陷入冷戰。

杜元坤說，當年父親反對他的婚事，不惜斷絕他在台北的一切資源，包括房子、車子，還對家人、旗下企業的員工下達命令，不准任何人出席婚禮。

不以為意的杜元坤，反而高調地在北、高兩地舉辦婚宴，雖然家人都缺席，但朋友們都來捧場，場面非常熱鬧，他還上台演奏娛樂賓客，證明即使沒有家族庇蔭，自己也能獨當一面。

病床前的大和解

即使父子之間幾次關係緊張，但杜元坤和父親都是「嘴硬心軟」的人，直到父親晚年臥病住院，他還是經常在醫院陪伴。

有一天的黃昏時分，躺在病榻上的杜元坤父親望著窗外夕陽，若有所思，然後對他說：「我就像這片夕陽，所剩日子不多了。我知道你一定有很多疑問，想知道為什麼對你這麼嚴格，現在我告訴你，之所以對你採取斯巴達教育，是因為有錢人家裡，一定要有個能吃苦的孩子，所以，我要磨練你成為弟妹榜樣，這樣才能放心把這個家交給你。」

父親的這番話，揭露了杜元坤多年來受到「差別待遇」的真正原因。這一刻，他才知道，自己在父親的心中有多麼重要。

杜元坤透露，父親當年考大學時，曾在學法律和學醫之間考慮，最後選擇前者，「父親雖然沒當上醫師，但是對我的嚴格要求，以及他慷慨助人的作風，卻深深影響從醫後的我，我能夠在醫界小有成就，可以幫助那麼多病人，都必須感謝我的父親。」

02 小提琴與橄欖球

手術、門診、會議、教學……，滿檔的行程占據了杜元坤一天的生活，唯一能讓他忙裡偷閒的只有兩件事：一是拉小提琴，一是打橄欖球。

「每星期大概有兩個晚上，我會在辦公室裡練琴，每次都會拉上一個小時，沒有觀眾，就我一個人，什麼曲子都拉，非常享受。」杜元坤說。

因為母親熱愛古典音樂，加上早年台南人流行送孩子學琴，所以杜元坤才三歲時候，就開始了學琴生涯。

最初是在當地知名的陽光音樂社上課，老師姓蔡，教學非常嚴厲，弓拉不好打右手，弦按不好打左手。杜元坤一個星期要上兩次小提琴課，每次都是母親帶他去，上完課他總是哭哭啼啼，說下次不想上。

「好好好，我帶你去喝椰子汁。」母親總是用他最愛喝的椰子汁來安撫他，只要冰涼香甜的椰子汁一入口，心情好了，下一次又乖乖地讓媽媽帶去上小提琴課。

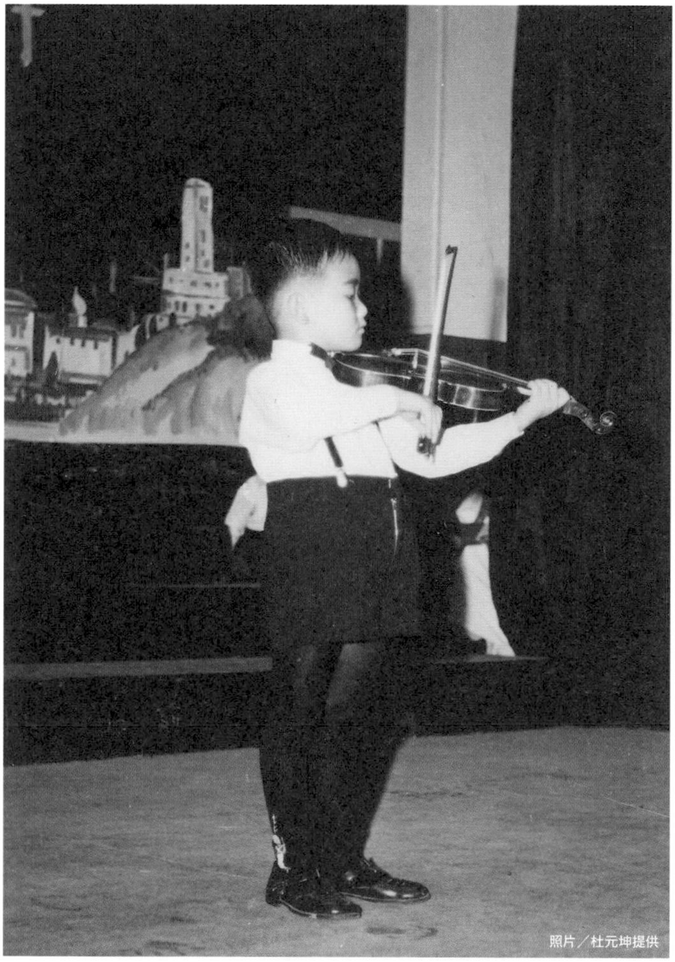

三歲開始學琴的杜元坤，幼稚園時便經常上台演出。

五歲時，杜元坤進入幼稚園就讀，母親另外為他找了一位住家附近的嚴老師。上午到幼稚園，下午學琴。相較之下，嚴老師相當和藹可親，杜元坤想練什麼曲子，只要看得懂譜，就讓他練。杜元坤練琴練出了興趣，原本一週上三次課，後來每天都去，只有週日才休息。

師承台灣小提琴教母

就讀幼稚園時，杜元坤就開始上台表演小提琴演奏；上小學後，更經常參加比賽。之後，杜元坤的母親希望兒子的琴藝能更上一層樓，在他五年級時，特地帶去教出胡乃元、林昭亮等知名演奏家、有「台灣小提琴教母」美譽的李淑德老師那兒拜師。

學了一陣子，有一天，李淑德問杜元坤的母親：「妳希望兒子以後要走音樂這條路，還是從事其他工作？」

「我當然希望他以後能當醫師啊！」杜元坤的母親這樣回答。

「他現在拉得這麼好，可是又不能走上音樂這條路，將來一定會很傷心，所以我建議就不要讓他繼續學了。」從此，李淑德毅然停掉杜元坤的小提琴課。

升國中後，杜元坤不再上小提琴課，不過因為他已是台南青少年管弦樂團成員，必須定期演出，因此不至於荒廢琴藝，甚至還曾被台南管弦樂團找去當槍手。就讀台南一中時，他還拿下全台灣音樂比賽小提琴組的冠軍。直到準備大學聯考時，杜元坤才把小提琴擱了一年。

又重新拿起小提琴，是杜元坤進入臺北醫學院後，當時參加橄欖球隊訓練的他，練完球要回宿舍時，聽到一陣悠揚樂音，循聲而去找到弦樂社門口。

正在社團練習的學長姊，看到門口有張陌生臉孔，身上還沾滿泥巴和汗水，便問他想做什麼？

「我可以加入你們嗎？」杜元坤說。

「你會樂器嗎？你想表演哪一種樂器？」學長姊問。

「我會小提琴。」他說。

「可是，小提琴已經有人了。」學長姊說。

「那我來當指揮好了。」才大一的杜元坤脫口而出。

學長姊們面面相覷，心想這小子好大的口氣，也不再理他。

創辦北醫管弦樂團

「或許是因為從小學小提琴，而且自認還拉得不錯，所以有點傲氣，」杜元坤坦言，雖然在弦樂社踢到鐵板，但他認為，自己演奏得比學長姊好，為什麼反而是他被拒於門外？

越想越不甘心的杜元坤，一個月後，就到校內總務處申請北醫管弦樂團，承辦人嚇一跳，「我們不是已經有樂團了嗎？」

「他們只有弦樂，我要成立的是管弦樂團。」杜元坤強調。

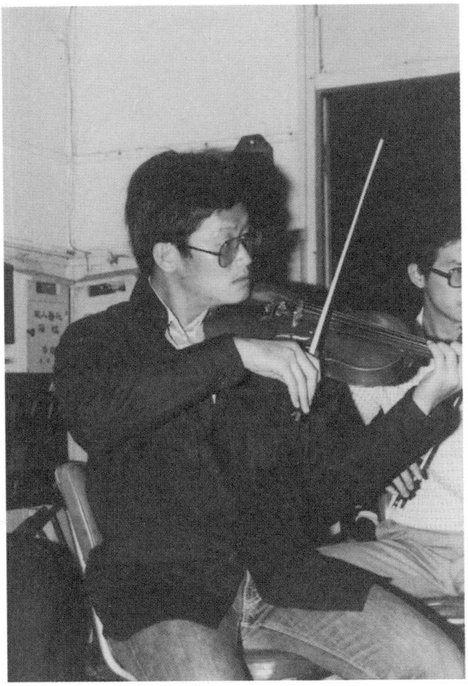

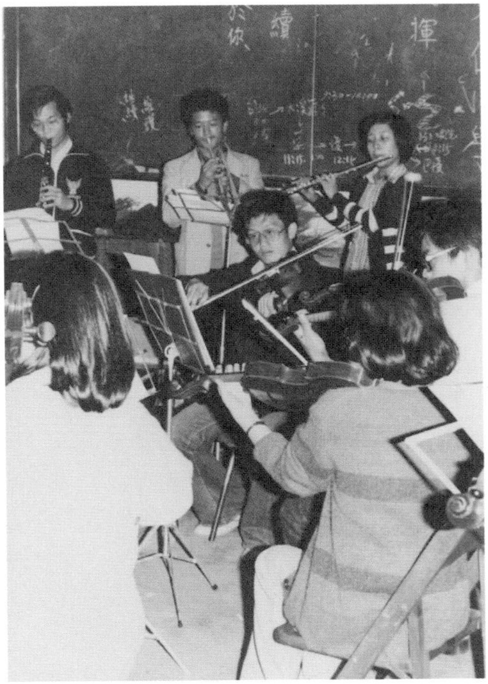

杜元坤創辦的北醫管弦樂團，不僅自己拉小提琴，還負責教導團員演奏。

本頁照片／杜元坤提供

與校方再三交涉，還真的讓杜元坤申請成功。緊接著，他找來以前在樂團認識的朋友，轟轟烈烈辦了北醫首屆的「管弦樂之夜」，一砲而紅後，居然整併了原來的弦樂社。

不過，杜元坤雖然成立管弦樂團，卻遇上沒有樂器練習的窘境。這次，他竟然把腦筋動到自己父親身上。當時見到他在北醫如魚得水的父親，態度已經逐漸軟化，他便趁著一次談話對父親說，學校新成立的管弦樂團缺少樂器，「校長」希望學生家長能幫幫忙。

「你們校長需要多少錢？」父親問。

「我們校長需要四十萬元。」杜元坤臉不紅氣不喘地說。

當時是一九八〇年代，杜元坤上北醫的註冊費一學期兩萬元，而他獅子大開口，結果父親看在「校長」的面子上，竟然全部買單。

「當時還沒發行仟元大鈔，我找了兩個橄欖球隊的隊員，一起南下把百元鈔的現金四十萬元提回台北，還對他們說：『如果誰敢帶錢跑掉，不管天涯海角，我也會追殺你們』。」杜元坤笑道。

有了這筆錢，杜元坤便透過音樂界的人脈，買到一批二手樂器。他自己會拉小提琴，也會一點管樂器，還負責教團員演奏。在他的調教下，大四那一年，北醫管弦樂團在大專盃競賽中，拿下冠軍。

其實，這件事還有個小插曲，是直到多年後的某一天，杜元坤的父親突然提到：「你們那個校長真不夠意思，當年我捐了四十萬元買樂器，怎麼連一張感謝狀都沒有？」早把這件事忘得一乾二淨的杜元坤，才私下去印製一張感謝狀，給父親一個交待。

為了音樂曾想放棄學醫

在北醫的管弦樂團辦得有聲有色，大一暑假時，杜元坤索性去報考師大音樂系，結果高分錄取。他問父親的意見，父親話說得明白：「要念可以，學費自己出。」當時還不會賺錢的他，只好忍痛放棄。

升上大五，杜元坤開始到醫院實習，樂團事務也交棒給學弟妹，就只有偶爾閒暇時間，自己在家練琴，或偶有台北世紀交響樂團、台北愛樂管弦樂團演奏時缺人手，才過去插花支援。

再次因為音樂一曲驚人，是一九九五年，杜元坤在美國明尼蘇達州知名的梅約醫學中心（Mayo Clinic）進修時。當時院方以「音樂家的手」為題，安排他和另外兩位大師一起演講，為了配合主題，還穿插音樂演奏。

杜元坤的講題是談音樂家因長期演奏所造成的疲勞性傷害，他也同時上台與其他四位音樂家演奏一曲舒伯特的《鱒魚五重奏》，讓在場聽眾十分驚豔。

杜元坤的指導教授艾倫．畢夏（Allen Bishop），除了是位手外科、顯微手術的專家，也是位精通雙簧管的音樂家，同時擔任羅徹斯特管弦樂團（Rochester Orchestra）總監，畢夏教授相當欣賞杜元坤的琴藝，甚至邀請他去樂團擔任小提琴首席。不過，杜元坤表示還是想回台灣當臨床醫師，只能謝絕對方好意。

雖然沒有走上音樂家之路，但音樂始終在杜元坤的生活中占有一席之地，除了紓解壓力，在公益音樂會上小試身手。最重要是，為了讓有些做顯微手指移植的病童，透過拉琴訓練手指動作，他還會買琴送對方，並幫忙找老師。音樂，也成為他關懷病人的一種方式。

在杜元坤的心底，音樂還有一個很深層的意義。

「從小，我就因為會拉小提琴，上台表演、參加比賽，都是掌聲不斷，讓我有自信，只要技術好，走到哪裡都有舞台。我後來也是以同樣的精神，靠著自己的開刀技術在醫界闖蕩。」杜元坤說。

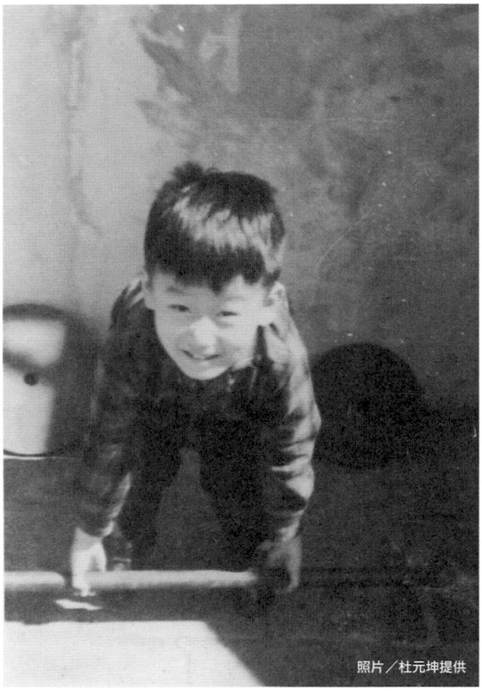

從小熱愛運動的杜元坤，在院子裡模仿舉重練習。

練拳擊、柔道，就是愛運動

換了另一個場景。七月的某個週六下午，台北士林的百齡球場。

杜元坤戴著護膝，頂著他戲稱是「豬頭帽」的頭部護墊，跟他多年的巨人隊老戰友，與另一支年輕的橄欖球隊進行友誼賽。

一九六六年成立的巨人隊，原本是國手組成，後來也開放給民間的球員參與，按照年齡分組，杜元坤從大學時代參加，一直打到現在的壯年組。

仲夏的豔陽又毒又辣，球場上每個人都曬得滿臉通紅，但仍然打得興高采烈。一局終結，杜元坤下場休息，他笑著說：「剛剛在球場上跑的時候，有一瞬間，我真的忘了自己是誰。」

杜元坤從小就對體育活動不陌生，念幼稚園時，就開始學柔道；國中時對田徑產生興趣，但他體格粗壯，腳力不快，跑起來比較吃虧，就不了了之。他還曾經自己在家練舉重，也沒練出什麼名堂。

正值青春期的杜元坤，體力充沛，高二時，看到台南市拳擊隊參加比賽得獎，頗為風光，還自己跑到拳擊隊，表示想要加入。

「你念哪個學校？」拳擊隊的詹教練問他。

「我是台南一中學生。」杜元坤答。

「台南一中？從來沒有『台南一中』的學生想參加我們拳擊隊。」教練說。

為了怕遭拒絕，明明功課很好的杜元坤還特別強調：「我是念得比較差的台南一中學生。」

就這樣杜元坤學了一年多的拳擊。進入北醫後，礙於學校沒有拳擊社。只好參加跆拳道社。只是第一次對陣練習，對手實在太厲害，眼看就要輸了，不服輸的杜元坤竟用拳擊反擊，嚇得教練將他列入拒絕往來戶。

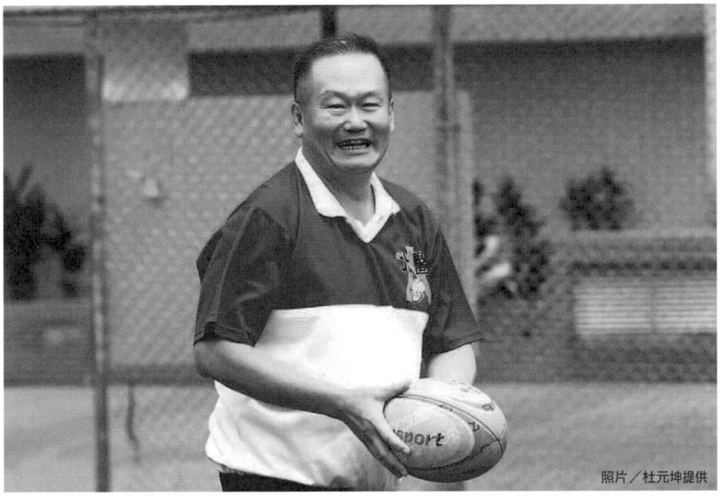

杜元坤到北醫報到第一天就愛上橄欖球運動至今。

橄欖球場上的熱血醫師

倒是杜元坤到北醫報到就參加的橄欖球隊，從此成為他一生最愛的運動。

杜元坤回憶，那天他經過操場，看到有人在打橄欖球覺得有趣，便毛遂自薦，教練要他換上球衣試試，評價還不錯：「腳力雖不快，但蠻敢衝的。」於是他就從練習生做起，半年後成為正式隊員。

杜元坤打橄欖球成癮，在學校打校隊，大四時則參加巨人隊，甚至擔任住院醫師時，還為了可以留在校隊打球，曾考慮報考北醫研究所，後來實在因為臨床工作太多而作罷。

畢業至今，他除了繼續在巨人隊打球，也參加北醫校友隊，從國內打到國外，他在美國進修那一年，還特別飛到加拿大，參加當地每年舉辦的退伍軍人盃橄欖球比賽。

講到橄欖球，很多人就會聯想到穿著頭盔、護胸甲的球員，在球場上橫衝直撞的畫面，「那是美式足球（American Football，或稱美式橄欖球），我們打的是英式橄欖球（Rugby）。」杜元坤解釋，他們平時打球，通常只穿戴頭部、肩部等護墊，與美式足球有很大不同，也比較不允許危險性的碰撞、飛撲。

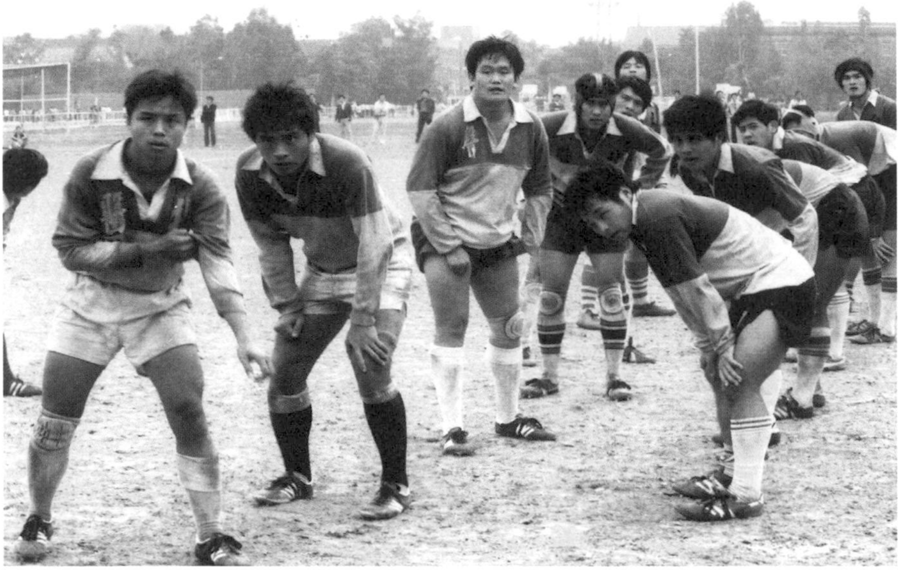

橄欖球是杜元坤（左三）最愛的運動，球隊精神也影響他一輩子的行醫哲學。

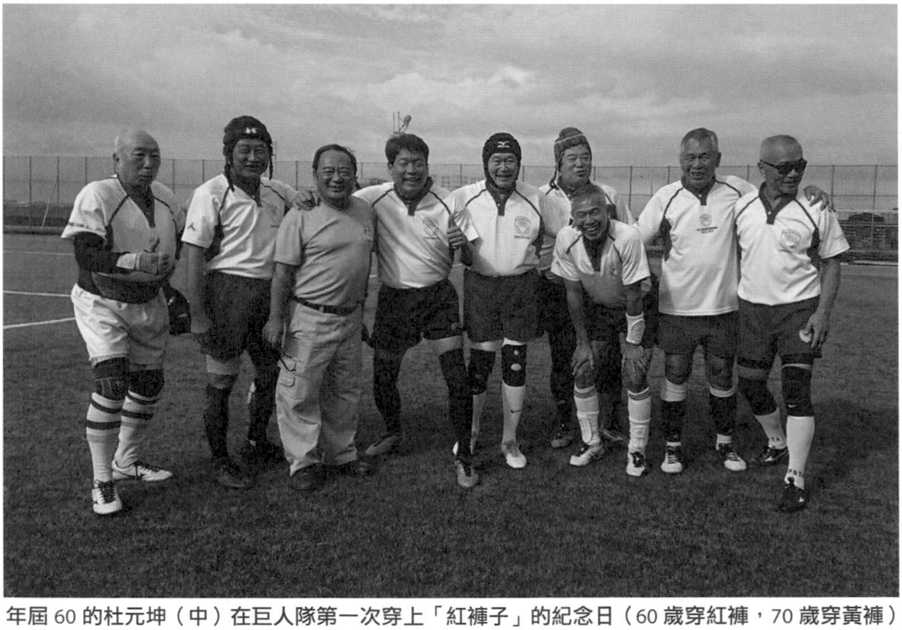

年屆 60 的杜元坤（中）在巨人隊第一次穿上「紅褲子」的紀念日（60 歲穿紅褲，70 歲穿黃褲）。

本頁照片／杜元坤提供

不同於美式足球由四分衛主宰全場，英式橄欖球講究團隊合作，一隊十五個人，各司其職，「天龍」、「地虎」都能派上用場，打橄欖球時除了要有策略，也必須自我要求，不能拖累隊友，這種奉獻的精神，也是杜元坤對橄欖球熱情不歇的原因。

不過，球場上難免會有貼身肉搏戰，只要一不小心，就會傷痕累累，杜元坤也不例外。他細數身上的傷痕，從肩膀、手腕、膝蓋、頭部，都曾受傷，頭部還被對方球員用釘鞋踩過有產生凹陷，更有一次因為打橄欖球後做雙槓訓練，不料雙槓斷掉，導致他兩邊肋骨骨折，至今還留有傷疤。

坐上輪椅才體會病人心情

「運動會受傷，通常都是熱身沒做好。」杜元坤坦言，像他幾年前，曾因為沒熱身就下場衝鋒陷陣，前半場狀況還好，下半場對方換上幾名年輕力壯的球員，衝撞時不小心傷了左腳。身為多年的骨科醫師，他第一時間就知道自己的髕骨韌帶與十字韌帶已經受傷。

球隊原本要杜元坤就近就醫，但他只是用繃帶纏住膝蓋，在高鐵站借個枴杖就從台北搭車回高雄，當晚找自己學生開刀。手術後隔天，他照常看門診，人數有三百多人，再隔天也是十幾台手術。為了不影響病患，杜元坤一直靠止痛藥和意志力硬撐病體，長達一個月，門診、臨床研究及手術都沒停。

直到手術後三個星期，杜元坤去韓國參加亞太顯微外科協會的年度會議（APFSRM），高高興興地站起來致意，竟不慎跌坐。一個月內膝蓋韌帶就斷了兩次，他先前受傷沒好好休養，導致膝關節裡都是血塊，還併發感染，必須進行第二次手術。有了上次經驗，他這次術後可真的乖乖住院一週，不敢到處亂跑。

這次受傷也讓杜元坤體悟到，當不得不坐上輪椅，放低視角，反而對癱瘓病人更有同理心，更理解病人無助的痛苦，「所以我決定擴大醫院服務面，更努力醫好傷及頸椎、腰椎，沒有人願意治療的病人，這樣對社會貢獻更大。」

杜元坤還記得，在北醫打橄欖球時常有校際比賽，各校在球場上奮力拚搏，私下都成了好朋友。其中一位成功大學橄欖球隊的隊長，在某一天的賽事中，成功大學對上陸軍官校，當兩邊球員圍起來鬥牛時，成大的隊長竟因為熱身沒做好，不幸頸椎斷掉，當場就癱了，幾天後人就走了。

好友之死，也讓在現場準備出賽的杜元坤相當震撼，也很遺憾。當時的醫療技術根本無法挽救這類病人，「如果是現在的我，就有把握救他回來，即使無法完全恢復正常，至少手臂還是可以活動……」杜元坤感嘆。

如今，他全心投入神經重建的技術，就是希望未來不再發生這樣的憾事。

小提琴與橄欖球，一靜一動，看似毫不相干，共同之處，就是都能讓杜元坤「忘我」，因為能夠忘我，總是全心投入，樂在其中，不覺得辛苦。

對於醫師工作，杜元坤也是如此。

03 屋頂上的開刀手

人體中布滿密密麻麻的血管和神經，一旦受創，如何修補？

答案是，顯微手術。

十六世紀發明的顯微鏡，十九世紀開始應用於外科手術。隨著顯微儀器的發展，人類彷彿擁有「微觀之眼」，原本用肉眼無法處理的小血管、神經，都可以藉由顯微手術來切割、縫合以及轉移，可應用於斷指、斷肢接合，以及皮瓣移植手術。

「做顯微手術的時候，手腕完全不能動，必須靠手指來完成細微的動作，算是難度較高的外科技巧。」從事顯微手術近三十年的杜元坤指出。

一般來說，顯微手術多用於整形外科、神經外科。骨科出身的杜元坤，卻能利用顯微手術來接血管、皮瓣、神經，更不可思議的是，這些技術全是他自學而來。

第四志願：骨科

就讀北醫時期，杜元坤打橄欖球、帶管弦樂團，忙得不亦樂乎，課業只求低飛過關，全班一百四十五名學生，最後他是以第一〇七名畢業。

因為成績不甚理想，大七那一年，他只申請到馬偕醫院實習的機會。「其實，我比較想學的是心臟外科，不過，馬偕的婦產科醫師手術做得很好，我受到啟發，更加確認未來要走上外科的領域。」

畢業後要當住院醫師時，杜元坤的父母因為白色恐怖而入獄。身為長子的他，為了就近照顧家裡，於是回到台南，進入逢甲醫院（奇美醫院前身）。數月後，杜元坤母親出獄了。一心想當大醫師的他，決定去考林口長庚醫院，從R1（住院醫師第一年）重新做起。

之所以選擇長庚，就是因為長庚外科很強，競爭相對激烈，當時一百二十九人應考，只錄取二十名，杜元坤順利考上。放榜後，他打電話給幾位在長庚外科的北醫老同學，大家聽到他要來，紛紛勸阻：「長庚很操，你在奇美醫院待得不是好好的，何必來受苦？」

事實上，杜元坤在奇美醫院工作時，一個月薪水約七、八萬元，而長庚給住院醫師的薪水只有兩萬二左右，待遇只剩下三分之一，但他卻認為，在長庚可以學到更新的技術，還是執意到長庚重新開始。

杜元坤在長庚當了兩年住院醫師，第三年要開始選專科。他的第一志願原是心臟外科，但他坦言年輕時脾氣差，與心臟外科的護理長吵過架，等於斷了去心臟外科的路；轉而想

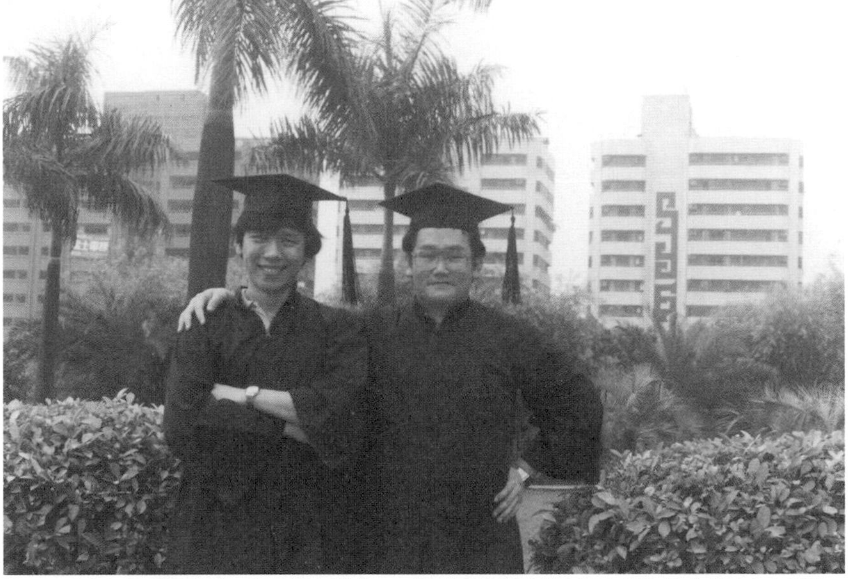

杜元坤（右）北醫畢業時，父母仍在獄中，一個人的畢業典禮，還有好友曾兆麟（左）相陪。

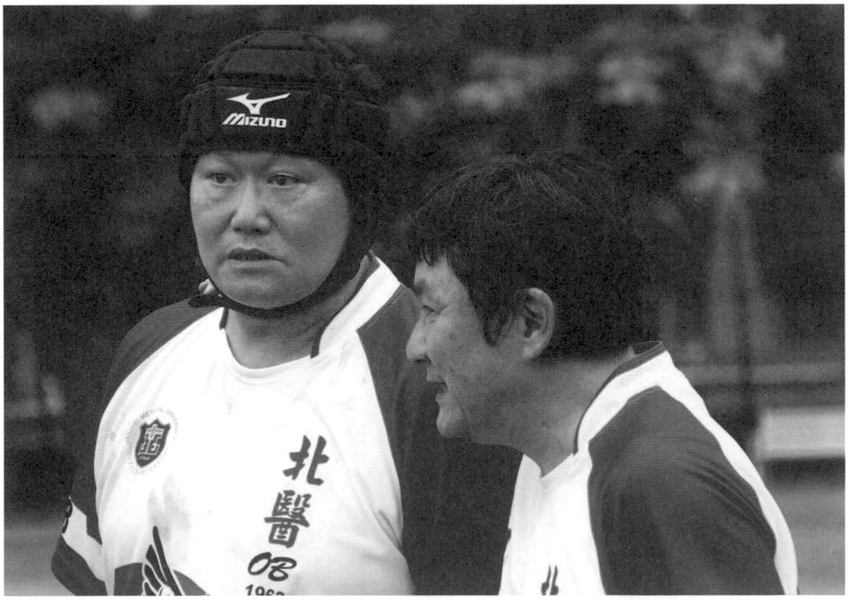

杜元坤（左）與昔日同窗吳麥斯（右）私交甚篤，也是永遠的橄欖球隊友。

本頁照片／杜元坤提供

去神經外科，雖然神經外科主任很歡迎，但只收兩個名額，有兩名同事請他「高抬貴手」，他也大方地把名額讓出來；再轉而選擇整形外科時，也同樣遭到「勸退」。

最後，杜元坤進入了第四志願，骨科。

老師不教，只好「自學」

專科的選擇，關係著未來從醫的方向，前三志願大家擠破頭都來不及，為什麼杜元坤願意把大好機會拱手讓人？

「當時可能因為對自己很有信心，覺得到哪一科都不會太差，人家請我讓，我就答應了。」杜元坤解釋，「現在回想起來，的確不是很聰明的作法，不過，換個角度看，如果那時候選的不是骨科，或許就沒有今天的杜元坤。」

從小，杜元坤就是同儕眼中的「異類」。他資質聰穎，過目不忘，不用費力念書，就能輕鬆考第一名。同學覺得他很「臭屁」，還酸他嘴上說不念書，其實都在家裡「偷念」，「我讀書很快，眼睛就像照相機一般，可以把內容掃描下來，而且久記不忘，哪需要『偷念』。」杜元坤苦笑說。

高三時，同學為了準備聯考，無不全力備戰，只有杜元坤「不務正業」，不是拉琴，就是打拳擊，偏偏成績還是很好。不在乎外界眼光，他仍然我行我素，別人對他意見越多，他就越變本加厲。這種「反骨」個性，讓杜元坤成為長庚師長們頭痛的麻煩人物。

剛進骨科時，杜元坤還算虛心求教，想從老師們身上好好學本事，大約半年後，他開始覺得骨科太簡單，想去學其他專科。但根據規定，他不能進入非自己專科的手術室，每次想從外面偷看，都會被制止，於是他就自己讀書、看錄影帶學習。

有一次，骨科主任要杜元坤負責一台骨關節手術，他順利開完，卻被老師臭罵一頓，說他開刀不按章法，恣意胡為。他回了一句：「書上就是這樣寫。」

「沒有書是這樣寫。」骨科主任說。

杜元坤一時氣不過，直奔十三樓圖書館把書借下來，攤在老師面前。

沒想到，骨科主任竟然惱羞成怒，「這個作者沒有念書。」

杜元坤毫不客氣，直接頂回去：「是啦，他不用念書，寫書就好了。」

當場把骨科主任氣到七竅生煙。

「當年在長庚骨科部，雖然我的手術做得不錯，也師承幾位大教授得到他們的真傳與讚美。但因自己態度很跩、意見又多，會遭到不少骨科同仁的排擠和打壓在所難免。」杜元坤坦言，他一方面打橄欖球排解壓力，另一方面則瘋狂念書，充實學術內涵，「我告訴自己，有朝一日，一定要用自己的實力，徹底說服他們。」

把兔子、老鼠當老師

正是這股傲氣，讓他以自學的方式，開始研究顯微手術。

那是杜元坤當上總醫師後的第三天，輪到他在急診室值班，救護車送進一位出車禍的年輕人。

杜元坤為病人檢查，發現對方不但大腿骨折，血管也斷了，他先固定好病患的骨頭後，就請整形外科醫師來接血管，得到的回覆卻是：「我們只接細的血管，大腿的血管太粗，去找心臟外科。」當他找了心臟外科醫師，對方也把球丟回來：「我們做的是開『心』的大手術，大腿手術去找整形外科處理。」

兩邊互踢皮球，杜元坤卻不能放著病患不管，他決心自己來，那也是他第一次做顯微手術，而且病人也順利恢復。「住院醫師前兩年都要到各科歷練，所以我看過顯微手術，雖然有印象，但沒親自做過，其實一開始心裡也很緊張。」他回想。

雖然這是杜元坤第一次從事顯微手術，但靠著他藝高人膽大，最後順利完成。「我是個骨科醫師，之前我總認為把骨頭接好就夠了，但從那天起，我發現醫師如果只會一種本事，救人時可能力有未逮，當下這樣的體悟，開啟了我的顯微手術學習之路。」

外科醫界向來是師徒制，由老師帶著學生的手做手術，老師做手術的方式、行醫的風格，往往都會成為學生效法的圭臬。杜元坤想學好顯微手術，但是長庚骨科不做顯微手術，他沒老師可學，怎麼辦？

杜元坤的方式是，「自學」。他訂了很多國外相關教科書和錄影帶，投入大量時間研究。不僅錄影帶因為反覆觀看而磨損，倒帶機也燒壞了兩台。

然而，練習手術還需要儀器、器械，整形外科自然不願意借他，杜元坤便自費從國外買，還因此被取笑，說他人這麼粗壯，怎麼處理細微的血管？

杜元坤不理會外界嘲諷，在自家頂樓上養起練習用的兔子和老鼠，再加上自費添購的顯微儀器，打造出個人專屬的手術訓練中心。一開始先用血管比較粗的兔子做練習，摸索出心得，再去為老鼠接尾巴。有時候老鼠用完了，就跑去市場買雞翅膀（還甚至因此寫了一篇報告），一樣可以拿來練習接血管。

「學生時代，我到屋頂上練琴，是『屋頂上的提琴手』；當上醫師，為了練好微顯手術，我成為『屋頂上的開刀手』。」

杜元坤在屋頂上養的老鼠，曾經多達六、七十隻，除了他自己，連太太都不知道這個「祕密基地」。直到有一次，她上到頂樓，不慎闖入「禁區」，還嚇了一跳，打電話質問正在上班的杜元坤：「你在頂樓養那麼多老鼠幹嘛？」

看書自學的皮瓣手術

做為當時骨科唯一會做顯微手術的醫師，又不藏鋒芒，杜元坤自然在同儕間引起側目，在考專科醫師前，發生了一件事。

有人在當時長庚的院長張昭雄面前舉報杜元坤，說他工作時間溜回宿舍睡午覺。如果事態屬實，下場就是被解雇。

杜元坤當下解釋，自己是要回宿舍拿報告用的幻燈片，還舉例父親幫「賣米農民」打官司的故事為自己辯護，強調他只是「走在回宿舍的路上」，並不是「正在宿舍睡午覺」被抓到，但張昭雄當時並沒有完全被說服。

從當上住院醫師第一年，一直到擔任總醫師，杜元坤都是第一名，他自信滿滿地對張昭雄說：「如果你現在解雇我，今年專科醫師考試，長庚醫院就不會出狀元了。」

確實在那之前，專科醫師的狀元都是台大、三總、榮總輪流拿，看杜元坤如此自信可以拿下狀元，也沒有抓到他睡午覺的證據，張昭雄決定放他一馬。事後，杜元坤果然為長庚拿下外科、骨科兩個專科的狀元。

張昭雄對他的桀驁不馴猛搖頭，「杜元坤，你實在太臭屁了。」卻又不得不承認他的確有狂傲的本錢。

事實上，杜元坤的確是天賦過人，他成為主治醫師後，為了收拾爛攤子，做了生平的第一台皮瓣手術。

當時有一台黑色素瘤的切除手術，負責的是骨科某位主治醫師，當時手術完，主治醫師已經離開醫院，沒想到，進行手術切除後發現傷口無法縫合，需要用皮瓣修補，住院醫師不會做，只好向主治醫師求救。當時正準備打小白球的主治醫師，竟從球場打電話給杜元坤，好說歹說要他接手後續的皮瓣手術。

杜元坤之前做顯微手術，都是接血管為主，從來沒接過皮瓣，實在推不掉，他就到醫院圖書館找出皮瓣手術的書，看了一遍，甚至沒有借書出來，就直接回手術室，憑著過人記憶力，完成這次的皮瓣手術。成功完成個人首例的皮瓣手術後，他又繼續鑽研，顯微手術功力更上一層樓。

病患說不出口的感謝

不過，也正因為醫術高明，自視甚高，剛當主治醫師那幾年，杜元坤對同事都很不客氣，每次進開刀房就三字經不斷，不是說這個同事笨，就是罵那個同事蠢，大家看在他很會開刀的份上，只能敢怒不敢言。

有時候，杜元坤對病人也很兇。有一次，一位從台大轉診過來的女病人，雖然由他進行手術而免於截肢之苦，杜元坤對自己的技術也頗為自豪，但病人家屬卻對他說：「杜醫師，你救了我女兒，我真的打從心底感謝你，但是「感謝」兩個字我卻說不出口，因為你對我女兒的說話態度真的很不好。」

這番話帶給杜元坤很大衝擊，他才意識到，自己和父親一樣，雖然有心助人，但有時候一急就口不擇言，造成對方的不舒服。從此，他開始調整自己，對待病人時，更加和藹可親，有如從「北風」變成「春風」。

杜元坤是長庚骨科的「異類」，在科內不太受歡迎。不過，外界聽聞他喜歡做奇怪的手術，有意延攬這位年輕的怪才，他之所以留在長庚，主要是因為張昭雄找他加入新成立的

「外傷科」，給他一個可以發揮手術專長的舞台。

張昭雄認為，長庚急診應該有更好的團隊來治療重大外傷病人，因此從一般外科、骨科、整形外科找來九名醫師，組成「外傷科」，負責工安或交通意外所造成的重大創傷。杜元坤本來就愛做手術，在外傷科更是如魚得水，別科醫師嫌麻煩的手術，他一概來者不拒，大量的手術實戰，為他日後在醫學上的發展，奠定扎實的基礎。

不過，外傷骨科主任卻看杜元坤不太順眼，一次開會時，張昭雄對這位骨科主任說：「你這樣不行，杜元坤都做得比你認真。」

對方覺得很沒面子，就說：「杜元坤就是愛開刀、亂開刀。」

杜元坤知道，一定得替自己說話，便開口反擊：「請您去查手術紀錄，只要找到我有一台『亂開』的刀，我就承認自己的錯誤，並離開這個科。」

眼見兩人僵持不下，張昭雄對那位骨科主任說：「這麼吧，讓杜元坤當主任。」於是，杜元坤進入外傷科半年，三十一歲就當上外傷骨科主任，也成為長庚最年輕的主任。

一路走來，杜元坤都是實力主義者，他敢狂傲，就是因為他比一般人花更多倍的時間學習，沒有老師，就自學，因為他相信，只有不斷提升自己，越有實力，就越能幫助更多病人。

04

臂神經叢手術開創者

手術室裡，眾人屏息凝神，目光聚焦在杜元坤執刀的雙手。

透過顯微儀器，杜元坤細細修補直徑在〇・一mm以下的神經，用來縫合的線，比頭髮的百分之一還細，難度可比在米粒上雕字。

病人是一名三十歲的男性，七年前因為車禍重傷，右手從此失去知覺，向各大醫院的神經外科求助，都被宣告「無法治療」，直接退掛號，病患還曾經一度沮喪到想自殺。後來，這位病人找上義大醫院，杜元坤拍胸脯保證：「沒問題，我可以讓你的手能活動，也能拿東西。」讓他在絕望中重見曙光。

杜元坤為他做了臂神經叢重建手術，再配合術後密集復健，半年後，病人原本癱瘓的右手重新開機，生活自理完全沒有問題。

臂神經叢，是由第五、六、七、八對頸椎神經，及第一對胸椎神經所構成，人類所有的上肢動作，從動手指到抬手臂，都是由臂神經叢控制。成人最常見的臂神經叢損傷，多半是車禍或從高處摔落的嚴重外傷。而臂神經叢手術，屬於神經損傷的治療與重建，一般多是神經外科、整形外科醫師才會做的手術，杜元坤是骨科出身，卻能成為臂神經叢手術的權威，他又是怎麼辦到的？

跨足臂神經叢手術契機

杜元坤的「跨界」，始於他擔任總醫師時，開了第一台顯微手術。當時主要是接斷指，後來又因為幫忙「收拾殘局」，開始做皮瓣手術。做了兩年後，他又開始覺得所學不敷使用。

「那時候，我陸續遇到一些肩膀受傷、頸椎受傷的病人，雖然我幫病人固定好骨頭，但他們還是無法動彈，原來是因為臂神經叢受傷。我就開始念書，才發現臂神經叢的治療非常困難，成功率往往不到一〇％。偏偏我個性就是不服輸，越困難的事就越想挑戰。」杜元坤說。

有一天，某位住院醫師的舅舅，因為臂神經叢受傷被送到杜元坤診間，幫忙固定好骨頭，隨即轉到整形外科，處理後續的神經修補，但對方竟冷言冷語地說：「搞不好是你在固定骨頭時弄斷病患神經的？」擺明羞辱的態度。

一般來說，臂神經叢手術的黃金治療期是受傷後的三至六個月，被激到的杜元坤對那位住院醫師說：「如果你相信我，給我一點時間，我會幫你舅舅做好這手術，如果不相信我，就轉到整形外科。」

大概是杜元坤的手術功力頗有口碑，這位住院醫師與病患選擇相信他。於是，他開始埋首苦讀，讀出心得後，再用屋頂上養的老鼠來練習手術，已經胸有成竹，就安排做生平的第一台臂神經叢手術。

因為從來沒做過，又沒老師教，杜元坤就在手術房裡慢慢做，這一做就是十二個小時。手術結果很成功，給了他很大信心，以後需要做臂神經叢手術，他就不用再看整形外科的臉色。而且熟能生巧後，杜元坤手術的速度越來越快，第一次需要做十二個小時的手術，如今同樣手術，他只需要三小時就能搞定。

跨科搶病人犯禁忌

杜元坤精通的手術越來越多，甚至跨足神經外科、整形外科領域。他認為，骨科醫師本來就不該畫地自限，應該盡可能為病人解決疑難雜症，但其他專科醫師卻對此嗤之以鼻，認為他不守本分，把手伸過來搶病人。

杜元坤在長庚當主治醫師第一年，因為是骨科唯一做顯微手術的人，當時的院長張昭雄就要他以顯微手術為題，進行一場全院的演講。演講後，整形外科資深教授站起來批評：「你這手術做得太醜，在我們看來是不入流的。」

「可是病人術後的狀況都很好。」杜元坤回。

「那是因為沒有比較，如果病人是在我們這邊做手術，結果一定會更好。」那位整形外科教授說。

「如果要做比較，你們的處置就是截肢。」杜元坤重砲回擊。

眼見雙方針鋒相對，張昭雄出面緩頰，一方面要求杜元坤對師長保持禮貌，另一方面也要整形外科教授對後輩有度量。

演講結束後解散，在回科裡的電梯中，一位整形外科醫師沒注意到杜元坤站在後方，就開始議論：「杜元坤這個人太蠻橫，到處搶別人的手術來做，說不定哪一天，他連我們科的臂神經叢手術也會搶去做。」

當場杜元坤冷冷回了一句：「不好意思，我已經在做『臂神經叢手術』了。」電梯裡的氣氛之尷尬，可想而知。

前進梅約致力於研究

盡管杜元坤顯微手術越做越好，整形外科仍然對他不以為然，認為那只是土法煉鋼。終於有一天，張昭雄找來杜元坤談話，要他出國進修一年，否則就不准在院內做顯微手術。

一開始，杜元坤打算申請美國知名的杜克大學醫學中心（The Duke University Medical Center，以下簡稱杜克），一切手續辦妥，假也請好了，出發前一個月，卻收到杜克通知，以申請程序有問題為由喊停。他後來才知道，院內有人寫信到杜克說他壞話，並推薦別的醫師過去。

第二次申請時，杜元坤學乖了，而且相當低調，沒讓人知道他申請哪一所學校，直到大勢已定，才公開他要去全美排名第一的梅約醫學中心（Mayo Clinic）進修。

位於明尼蘇達州的梅約醫學中心，雖然英文名為「診所」，其實是家規模宏大的醫學中心。每年從世界各地，有近兩百萬個病人前來，希望能夠為他們的疑難雜症找出答案。

一九九五年，杜元坤來到梅約醫學中心，進行為期一年的進修。對於熱愛研究的他，可說是如魚得水。

赴美之初，杜元坤帶著太太同行，只是太太人生地不熟，丈夫又整天在工作，待了幾個月後，就先行返台。從此，杜元坤索性連宿舍都不回，每天泡在實驗室，不眠不休地工作，短短一年，完成*SCI（Science Citatian Index，科學引文索引）六篇論文，其中五篇被選入梅約醫學中心年度最佳十篇論文中。

杜元坤這麼賣力的原因，除了想爭一口氣；另一個原因是他父親當時正因糖尿病導致腳部潰爛，隨時可能截肢。杜元坤自認，出這趟遠門，他背負不孝的罪名，所以一定要做出成績，讓父親以他為榮。

註 SCI是美國科學資訊研究所（Institute for Scientific Information，縮寫ISI）收錄全球的科學引文索引數據庫，於一九六三年創刊，主要收集理工科方向各學科期刊。

以自創術式為父執刀

同年耶誕節前夕，杜元坤收到台灣方面通知，說父親狀況惡化，必須截肢。杜元坤靈機一動，前去邀請指導教授艾倫．畢夏趁著國外的年節假期來台一遊，雖然事出突然，教授竟也答應了。

抵台第一天，杜元坤帶著遠道而來的教授去見張昭雄，鼎鼎大名的梅約醫學中心教授來訪，張昭雄自然是欣喜不已。問對方有無想觀摩的手術，畢夏教授表明想看整形外科主任的手術，可惜當天沒有手術，但杜元坤隨即對老師說：「沒問題，我有台手術。」教授嚇了一跳，原來，杜元坤要做的手術，就是幫他父親開刀。

杜元坤的父親因為右邊大腿血管塞住，於是，他做了一台皮瓣手術，將左邊大腿的血管接到右邊大腿的膝蓋，再從膝蓋接到腳。這種手術不但他之前沒做過，過去台灣也沒人做過，只出現在教科書上。

手術順利完成，杜元坤的父親十分欣慰地對他說：「花那麼多錢送你學醫，總算值得了。」

而當場觀摩的畢夏教授回美國後，又請杜元坤在美國做了一台相同的手術。「因為美國的糖尿病患者很多，這個術式後來在梅約醫學中心發揚光大，被稱為『梅約術式』，事實上是我帶起的。」杜元坤難掩驕傲。

看好杜元坤的表現，畢夏教授原先希望他能留在梅約，只是往後工作內容就會以實驗室研究為主，但杜元坤還是希望做臨床醫師，因此婉拒教授美意，選擇回台，而梅約醫學中心肯定他的研究貢獻，還頒發給他傑出校友殊榮。

打破長庚醫師薪資規則

一九九六年，杜元坤結束在美國的進修後，先回到林口長庚，之後曾調到基隆長庚當了四年半的外科部部長，又回林口長庚擔任外傷骨科的主任，直到二〇〇三年底離開長庚，前往義大醫院。

在醫學上積極創新的杜元坤，在領導部門時，也勇於打破既有的遊戲規則，他最大的創舉，就是改變薪資計算方式。

杜元坤解釋，長庚醫院院內薪資是採「科積分」制，由教學與研究、科貢獻、個人業績等三部分組成。舉例來說，一位主治醫師如果做了三十萬元的業績，其中三分之一，也就是十萬元，保留在薪資中，另外三分之一，就看教學與研究方面的表現，表現好的就可以拿到比較高的比例，反之亦然。同樣占三分之一的「科貢獻」，則是部門主管的自由心證，分數越多拿越多，可想而之，受主管喜歡的人會比較占便宜。

事實上，即使是「個人業績」，如果是老師掛名的手術，由學生來開，業績還是掛在老師身上。也就是說，整個薪資制度是金字塔模式，職位越高越資深的人，事情未必做最多，但薪資一定最高。

杜元坤在林口長庚擔任主任時，就把「科貢獻」交給秘書評分，採所有人均分的方式，因為作法不同於其他專科，這項革新一度引起很大爭議，最後是在他力爭之下，院長才同意實行。

至於個人業績這一部分，杜元坤掛名的手術，一定是自己操刀，如果有其他醫師加入，就一定對分，絕對不會一個人全拿。

或許是受到父親律師性格的影響，杜元坤對「公道」有所堅持，而他在薪資上的變革，就是希望避免勞逸不均，設下公平分配的基準。不過，這個創舉隨著他離開長庚，外傷部又恢復回原先的作法。

讓癱瘓病人動起來

杜元坤自一九九三年開始進行臂神經叢手術，二十五年來持續精益求精，在該領域成為揚名國際的大師。

「臂神經叢的治療，一直是外科醫師最大的挑戰。」杜元坤指出，超過九成的臂經叢受傷都是撕裂傷，由於神經叢分布複雜，經過撕裂後，神經斷端結合的困難度非常高，即使接合神經叢，由於神經受損處與所支配的肌肉群距離遠，至少需要一到三年以上的復健，才能恢復正常運作，但通常此時肌肉群已嚴重萎縮，無法恢復。

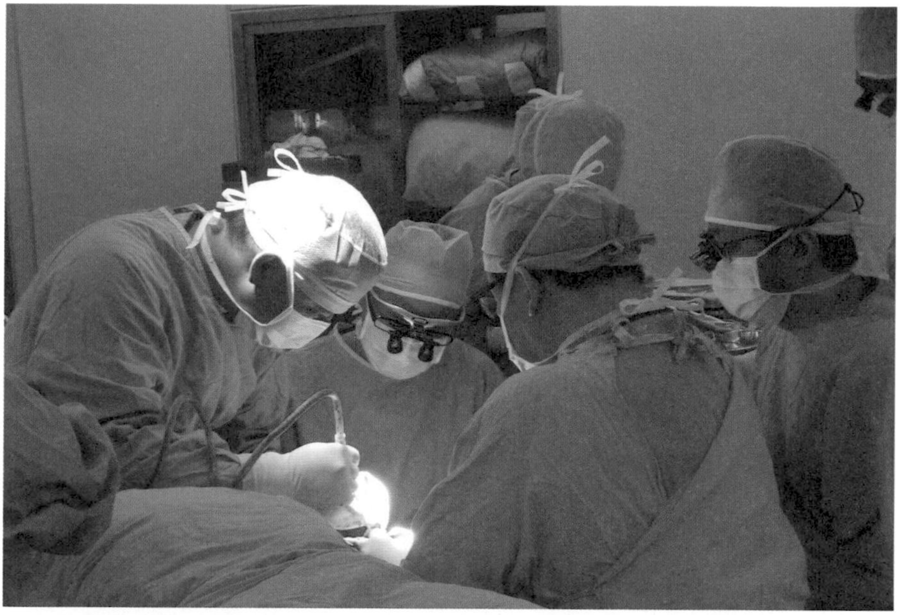

擅長手術且勇於挑戰各種不同術式的杜元坤（右二），總有各地來的研究醫師拜於門下。

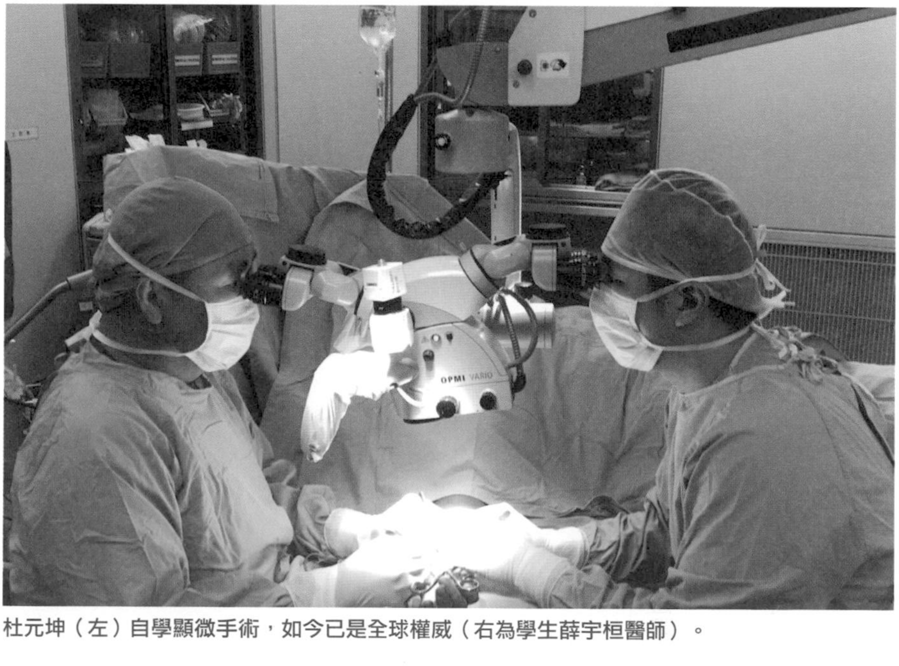

杜元坤（左）自學顯微手術，如今已是全球權威（右為學生薛宇桓醫師）。

本頁照片／杜元坤提供

為了解決這個問題，杜元坤採取的策略，就是「繞道」，把身體其他部位的一段神經纖維移植到損傷區域，讓大腦與身體重新接上線，原本癱瘓的肢體就可以恢復。

這個術式並非杜元坤首創，早在十九世紀，德國、法國就有醫師從事神經繞道手術，但都被視為異想天開，直到三、四十年前，因為神經直接接合的方式，始終效果不彰，繞道手術才又再度受到重視。

「所謂在哪裡跌倒，就在哪裡站起來，其實是錯的。你會跌倒，就是因為那個地方太滑，最好的方式就是爬到不滑的地方再站起來，做臂神經叢手術也是同樣道理，相較於強行接合已經受傷的神經，用繞道的方式治療，效果一定更好。」杜元坤解釋。

由於每個人的受傷狀況都不同，杜元坤以「繞道」為基礎，不斷研發出各種「杜氏刀法」，將不同部位的神經，都能夠繞道移植，來修復病人受損的神經，並可達八成以上的滿意度。

杜元坤將臨床經驗發表為國際論文，都獲得很高評價，其中他針對頸椎神經轉移重建臂神經叢的研究，在相同主題的七百多篇論文中，是唯一一篇被國際顯微外科認可，認為證據最完整、前瞻性最高的論文，而他獨創的「三重多功能神經肌肉移植」，更讓義大醫院成為世界唯一可以執行這種手術的醫學重鎮，因此也吸引不少國外主任級的名醫慕名而來學習。

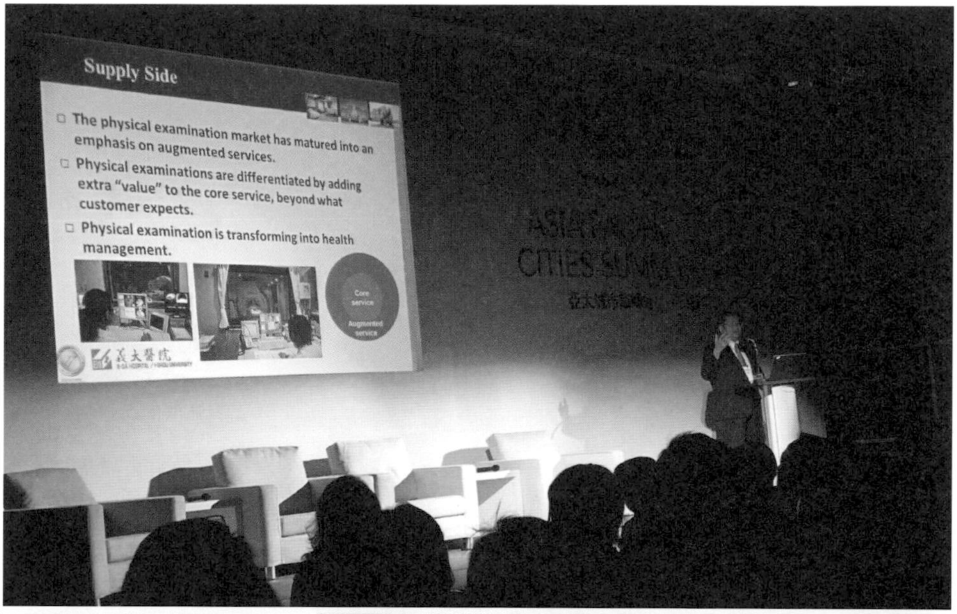
Supply Side
The physical examination market has matured into an emphasis on augmented services.
Physical examinations are differentiated by adding extra "value" to the core service, beyond what customer expects.
Physical examination is transforming into health management.
Core service
Augmented service
義大醫院

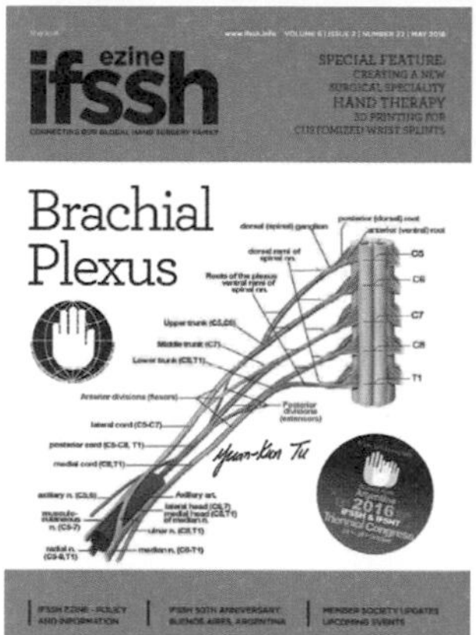

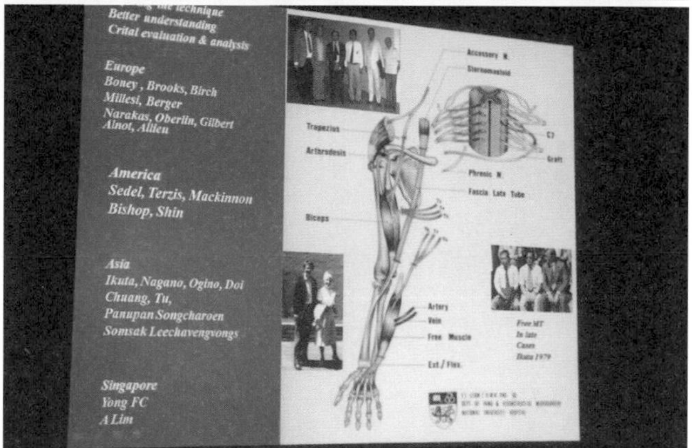

杜元坤常應邀至各地與全球專家同台，示範手術並且演講（圖中亞洲代表即為杜元坤），也曾登上國際權威的手外科期刊《ifssh ezine》封面。

本頁照片／杜元坤提供

一台七十萬元的刀

經年從事臂神經叢手術，杜元坤觀察到，很多病人不是騎摩托車受傷，就是在工地跌傷、壓傷，這些患者的家庭經濟狀況都比較差，如果因為手術費用太高而放棄，這明顯違背他「病人第一」的信念。

為了減輕病人的負擔，杜元坤希望能將臂神經叢手術納入健保，也提出申請。但是，因為這個手術太尖端，連健保局都不甚熟悉，光是從第七對頸椎神經移植至臂神經叢的修補手術，他申請的前三筆都被健保要求核刪，直到準備相關論文、書籍及撰寫報告，才一一申覆過關。

臂神經叢手術難度高，國外在做這一類手術時，收費都不便宜，以美國為例，就要台幣七十萬元起跳。納入健保後，杜元坤做一台臂神經叢手術，給付只能拿到六千元，但他不以為意，因為能幫助弱勢病人，比什麼都重要。

杜元坤透露，從他開始做臂神經叢手術算起，在這個領域，全世界至今已經發生十二波革命（詳見本書結語）。從神經繞道，一直到中風癱瘓、脊椎損傷的治療，杜元坤和他的團隊都扮演著舉足輕重的角色，而杜元坤關於神經重建的著作，也成為美國醫學院的教科書。

杜元坤認為，自己能夠在醫學上有所突破，跟他不受科別限制有關，「在國外，有人以為我是整形外科，也有人以為我是神經外科。」他笑道，不過，正因為他能跨領域發展，創新的能量才因此源源不絕。

「醫學的發展無遠弗屆，昨天不可能的事，或許明天就會化為可能。所以，我們必須站在時代的浪頭，不斷地自我超越，這才是身為一名醫師應該要有的視野與雄心。」杜元坤語重心長地說。

給未來醫師的第一封信

「立志」很重要！

「立志成為一個好醫師！」在高中，以及大學的時代，分別有不同方法。

從台灣史上來看，日治時代，因為不讓優秀人才投身法律或政治，所以很多人都去考醫學院，當醫師。這也造成一個現象：在台灣很多優秀的學生，都是以醫學系為第一志願。

在台灣，要上醫學院醫學系，最傳統的方式，就是在高中時代拼得好成績，參加大學聯考，不論是學測、指考，以高分考上醫學院的醫學系。另外一種方法，就是大學畢業後，去考國外的醫學院醫學系。

立志當醫師前的三個準備

不論是哪一個方法，有志成為醫師的你，都必須在高中時便提早進行規畫下列三件事：

一、訓練堅強的體魄。

只有身體健康才能好好念書，不論記憶力、理解力都達到理想境界。高中課程中本來就有體育課，很多學生課外也喜歡和同學去打打籃球、羽毛球，或從事田徑運動……這些運動都有益身心，很多高中的運動員，日後也都成為醫療界的領袖人物。

所以，我們要有正確的觀念，要運動才有健康的頭腦和身心，完全不運動只會念書，是不健康的讀書法。

二、培養高尚的品格。

醫師這個行業，尤其在台灣，絕對不算是個好賺錢的行業。從事醫師這一行，訓練時間很長，不只要書念得好，還要能拒絕誘惑，更重要的是品格教育。

我們想當醫師的出發點，是想幫助窮苦疾病的人、治療重大難治的疾病。當你立下這樣的志願，以後學醫、行醫的路上就會甘之如飴；反之，若是以賺錢為目的，那麼日後行醫過程中，一定會不適應、自憐自艾。

所以，「立志」是非常重要的事情。

三、養成讀書的習慣。

除了在課堂上學習，與同學的交往也很重要！

有句話說得好：「你是誰並不重要，重要的是你和誰在一起。」

如果經常在一起的同學都是品學兼優、努力念書，那麼你也會受到影響，成為一個品格好、念書又棒的學生。近朱者赤，近墨者黑，古有「孟母三遷」，足以說明和誰在一起的確很重要。

如果原本你很優秀，但是受到身邊那些消極或貪玩懶惰的同學影響，使你缺乏向上的熱情，喪失前進的動力，而變得成績低落、表現平庸，那麼想要考上醫學院就會相對困難。

打個比方來說，雄鷹在雞窩裡長大，就會失去飛翔的本領，怎能搏擊長空、翱翔藍天？如果你想像是雄鷹一樣翱翔天空，那就要和群鷹一起飛翔，而不要與燕雀為伍。

野狼在羊群裡成長，也會「愛上羊」而喪失狼性，怎能叱吒風雲，馳騁大地？如果你想像是野狼一樣馳騁大地，那就要和狼群一起奔跑，而不能與鹿羊同行。

正所謂「畫眉麻雀不同嗓，金雞烏鴉不同窩。」這也許就是潛移默化的力量和耳濡目染的作用。

如果你想變得更聰明，那就要和聰明的同學在一起，才會更加睿智。如果你想更優秀，那就要和優秀的同學在一起，才會出類拔萃。

有些同學可能第一次大學聯考成績不盡理想，上不了醫學院，可是如果能選擇好的補習班，在老師的教導下，和一群想認真考上醫學系的人為伍，受到這種上進的風氣影響，考上的機會就很高。

讀好書、交高人，乃人生兩大幸事。

交好友、讀好書互相砥礪

對於已經考上醫學院醫學系的同學，我也有一些建議，提供參考。

在大學的文、法、理工、藝術、管理及醫學院中，醫學系是最難念的一科。醫學系的學生，要扎扎實實地讀七年才能畢業。從大一的共同科目，像是理化學科，實驗科目，英文、日文、德文及高檔的數學微積分。

之後，每一年接踵而來的微生物學、免疫學、組織學、生理學、解剖學、藥理學，到病理學，以及臨床相關的內科學，外科學、小兒科學、婦產科學、急救醫學、精神科學、神經科學、放射科學系、骨科學、眼科學、耳鼻喉科學、皮膚科學……每一個學科的學分都充滿挑戰，沒辦法輕易過關。

所以，不管你多聰明，班上聰明的同學更多。聰明的讀書法，就是和同學分工合作、一起努力，有系統、有組織的把每一個科別的筆記摘要重點，甚至收集考古題，做綜合的整理。當每個同學各司其職，各盡其力，那麼念書和考試就會變得很有趣，而且你的收穫會很多。

這也再次證明我所說的：「一個人的成績好壞和分數高低，是由身邊的同學、朋友一起決定的。好同學、好朋友越多，意味著你的價值越高，對你在醫學上的學習，幫助越大。」

好朋友及好同學是你一生不可或缺的寶貴財富，因為同學、朋友的相助和激勵，你才會戰無不勝，一往無前。想和聰明的人在一起，你就得聰明；想和優秀的人在一起，你就得優秀。和不同的人一起，就會有不同的人生。

給準醫師們的三個提醒

另外，針對當今的學生們在生活上的態度，我也有些建議：

當今社會上，發展出一些容易滿足普羅大眾輕鬆安逸的產業，包括報導連篇的無聊瑣事：舉凡娛樂圈新聞、明星花邊、家常説長道短，發展廉價品牌，各種小恩小惠的活動，以及偶像劇、綜藝等大眾化娛樂，讓大眾耽溺於享樂和安逸中，喪失上進心和深度思考能力。醫學的進步，絕非建立在容易媚俗的文化上，而是獨立思考的力量。

所以，我希望想讀（或已經就讀）醫學系的你，可以接受以下建議，有助於提升你的獨立思考能力：

一、養成良好的閱讀習慣。

平時盡量撥出一定的時間，看深度的、優秀的書籍和文章，保持自己對語言的理解和運用能力，遠離流行的網路用語，因為「誰掌握了語言，誰就掌握了思想」。閱讀的能力可以培養有深度的文化，看看日本人和德國人常常人手一書的自在閱讀，這樣的文化水準，才能免於低俗趣味。

二、少接觸淺薄娛樂性的資訊。

如果可以，拒絕浪費時間觀看那些膚淺的名嘴高談闊論，綜藝、影視劇、熱點消息、娛樂圈資訊，以及每天重複多次播放的新聞，只看最優秀的作品。什麼是最優秀的作品？至少，是具有突破性、不反智、引發思考、有誠意、需要動腦子的，千萬不要讓自己成為「愉悅感」的奴隸。

如果我們的生活就是每日每夜看著胡鬧、搞笑、膚淺的節目；那麼不知不覺中，也會去學習節目中催眠似的無聊事物，這對一個未來將以救人為志業的醫師而言，絕對不是好事！

三、找到給你幸福感或收益的事。

最後，請找到一件能夠帶給你長期收益和幸福感的事，把它排進每天的日程中。這將幫助你對抗庸常、平凡、索然無味的日常生活，讓你不斷保持頭腦清醒。

像是大學社團活動，校際之間的交流聯誼、體育活動、休閒活動，甚至偏遠的山地離島義診服務，這些都會讓自己成長，頭腦清醒，並且找到志同道合的朋友。

高中時期的立志，在讀醫學院的時期，更形重要。我就讀醫學院時，一直深受史懷哲醫師非洲行醫，以及德蕾莎修女幫助窮苦人家的故事所影響，讓我日後行醫，不管遇到多麼困難的病例，或遇到挫折的現實壓力，我都能夠以快樂的心情，坦然面對。

所以，我要再次強調，「立志」很重要！

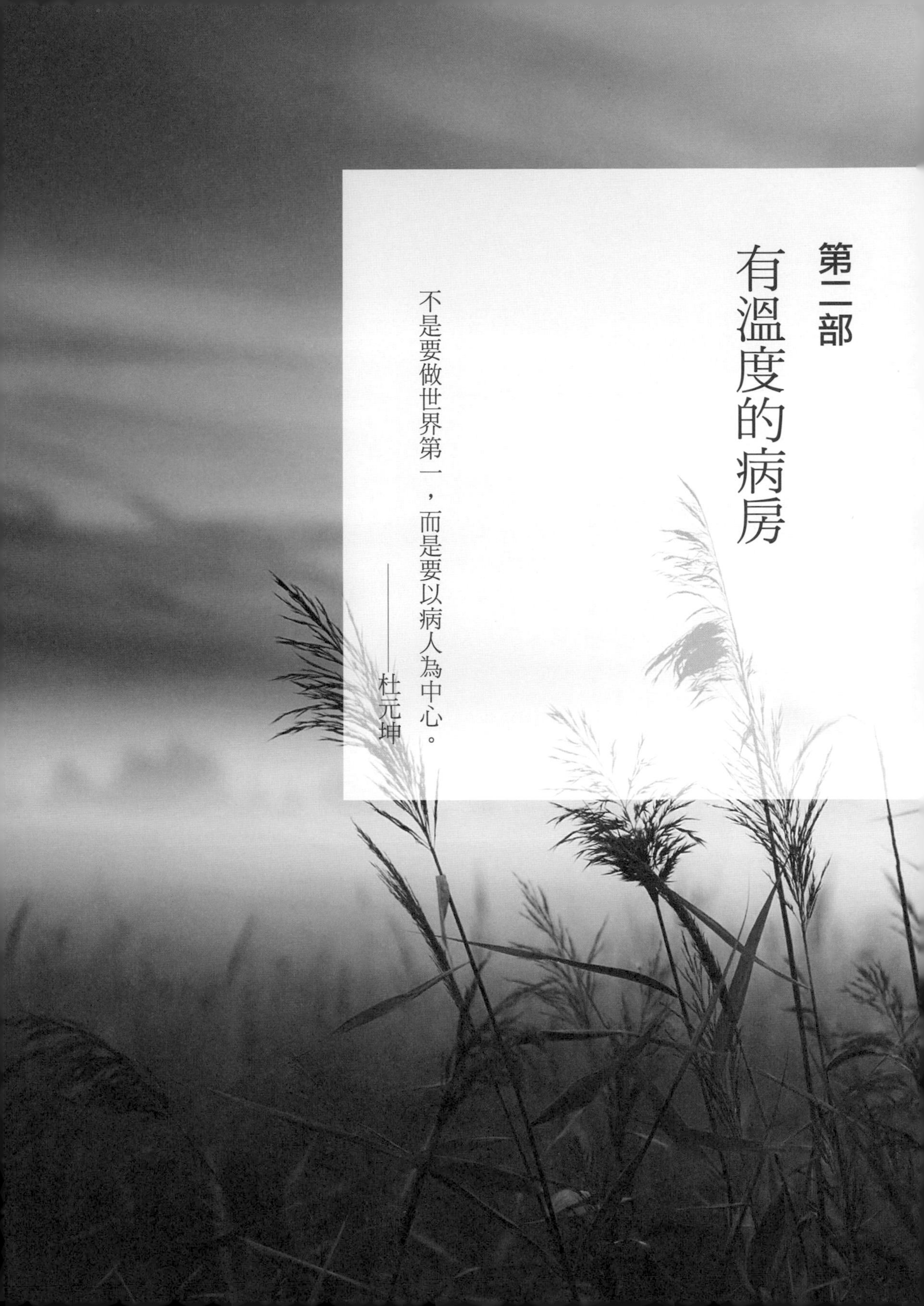

第二部
有溫度的病房

不是要做世界第一，而是要以病人為中心。

——杜元坤

01 已經錯過十一年，不能再錯過了

在每位父母親的眼中，每個孩子都是天使。然而，卻有一些天使，在來到人間時，不小心翅膀受傷了，成為折翼天使。

「折翼」的原因，通常是「肩難產」，意即生產過程中，孩子體積太大，肩膀卡住而生不出來，醫師只好強行將孩子拉出來，造成臂神經叢受傷，手部功能受損。

十一歲的曉安（以下本篇病患與家屬均為化名），就是這樣的一位折翼天使。

產後住進加護病房的母子

曉安是心怡（化名）的第二胎，當初懷孕時，人沒發胖，四肢還是瘦瘦的，就是肚子特別大。心怡一直擔心胎兒太大，分娩時會不順利，而向醫師要求要剖腹產，但醫師認為問題不大，決定還是讓她自然產。

沒想到，心怡擔心的事情果然發生了。生產時，孩子一直生不下來，連醫師都招架不住，發出即刻救援代號「999」，產房裡衝進多位小兒科醫師，眾人束手無策，只能不斷對心怡說加油，奮戰許久，好不容易將孩子拉出來。

但卻萬萬沒想到，孩子沒有生命跡象，加上心怡大出血，整間產房有如戰場，醫師兵分兩批，一批救母親，一批救孩子，總算是把心怡母子都搶救回來，雙雙住進加護病房。

雖然孩子被救回一命，右手卻不會動。心怡本身就是在醫院工作，知道自己孩子是臂神經叢受傷，儘管人還在病房，根本無心休養，只是拚命上網查資料，尋找可以治好孩子右手的方式。

出院後，心怡便帶著孩子跑遍各醫院看診、復健，只要醫師說什麼保健品有幫助，再貴也會買。然而，孩子的狀況改善有限，她不得不開始考慮開刀一途。

首先，心怡帶曉安去找一位知名的A醫師，看了幾次，她內心頗感不安，原因是A醫師治療臂神經叢的方式，是移植病人腳部的神經，在診間便有好幾位術後回診的孩子，每個人腳上都有兩條長長的疤，看得她十分心疼。

「如果說，手術後真的能改善狀況，或許還可以考慮。但問題是，我觀察到，A醫師診間內，有些孩子似乎好轉，有些還是沒進步。這場手術是否值得一賭，我其實很不確定。」心怡說。

加上找A醫師做手術，術後要戴兩個月的石膏支架，對孩子也是一大折磨，於是心怡又另外找了B醫師。

遍訪名醫卻難關重重

B醫師名氣很大，掛號也是早早爆滿，心怡早上五點多跑去加掛，才勉強掛到號。只是母子倆在候診間坐到下午四點多，總算輪到要看診時，B醫師助理竟然宣布：「醫師有事，請大家改天再來。」

白等了一天的心怡，為了給孩子一線希望，又找了一天安排看診，雖然順利進診間，B醫師看了看心怡帶去的檢查報告，連孩子都沒看一眼，就說：「這個要開刀。」前後不到三分鐘就被請出診間，由助理進行後續說明。

B醫師的助理告訴心怡，這個手術會應用很多新的醫學技術，而新技術的研發需要資源的挹注，接著給她一個基金會的帳號，用意不言而喻。

心怡詢問診間其他媽媽的意見，有一位媽媽告訴她，之前排手術，一直排不到，後來捐給基金會二十萬元就立刻排到，「如果妳不捐，就永遠排不到。」

對心怡來說，只要能讓曉安的右手復原，她絕對捨得這筆錢。但是，她拜訪多位讓A、B醫師開過刀的孩子，她還是很難判斷，這些手術是否真的有效，在沒有足夠的把握下，她實在不忍心讓孩子去做手術。

心怡帶著曉安求診時，遇到多位孩子也是「折翼天使」的媽媽們，自然而然在LINE加入群組，互相交流心得，多年累積下來，群組已有八十幾位成員。

二〇一八年開始，群組中出現一個名字：高雄義大醫院院長杜元坤。

心怡從來沒聽過這個名字，印象中，名醫多半在北部，從沒想過要到南部去尋醫。不過，隨著群組中陸續有成員分享杜元坤為孩子開刀的經驗，原本不抱奢望的她，再度重燃信心。

當年心怡雖然決定不讓孩子動手術，但十一年來，曉安的復健從未中斷過，早期是跑各大醫院復健，讀幼稚園後，就在家裡添購復健器材，包括單槓、啞鈴、電療機、超音波治療儀、按摩機等，天天按表操課。由於勤做復健，曉安的右手稍微可以彎曲，手指可以取物，穿衣等動作也沒問題，但是仍然無法舉高，跟左手比起來，也是一短一長。

一句承諾許孩子一個未來

心怡還是真心希望，孩子的右手可以再改善，七月初，她帶著曉安去找杜元坤看診。

第一次看診，心怡準備了很多問題，但杜元坤沒讓她多問，只是交待後續檢查，就請她到另一個診間。心怡正感到失望時，杜元坤又出現在他們面前，看了看曉安的手，詢問都做了哪些復健，稱讚她：「妳把孩子照顧得很好。」

然後他說：「我有把握，讓他恢復到九成五以上。」

聽到這句話的心怡，瞬間淚崩。

這麼多年來，她等的就是這句話。奇特的是，她雖然是帶孩子第一次看診，卻完全信服杜元坤的承諾。

當時原本排定的回診時間是八月底，算起來，如果要排開刀，估計是九、十月左右，由於曉安已經六年級，心怡擔心會影響孩子學業，希望能在暑假前完成手術，就寫了一封信，請個案管理師楊淑媛轉交杜元坤，於是就安排在七月底為曉安進行手術。

開刀前一天，心怡帶著曉安到義大醫院辦住院，排定隔天第一台刀，術後住院三天就出院。住院期間，杜元坤每一天都會到病房來看曉安，除了陪孩子玩，還會鼓勵他：「以後右手好了，希望你可以當醫師，因為你知道病人的痛苦，一定會當個好醫師。」

其實，在開刀前，曉安就向心怡說過：「我以後想當個醫師。」而杜元坤的這番話，對孩子的意義更深遠，回到台北，曉安更加認真念書。

手術後，很多人都來關心效果如何，心怡總是誠實回答：最立竿見影的改變，就是曉安的眼睛。因為臂神經叢受傷，會影響交感神經作用，多年來，曉安的眼睛一直一大一小，開完刀後，眼睛恢復一樣大，讓她覺得非常神奇。

另外，曉安的右手原本無法伸直，出院時已經能夠伸直，高低肩也有所改善。

術後三到六個月，是很重要的復健期，因此，心怡又開始帶著孩子跑醫院復健，一週至少三次，希望能讓手術的效果達到最好。

心怡決定開刀後，不少媽媽們跟她說：「妳好有勇氣，孩子都這麼大，還願意花錢，讓他做*這個手術。」

「孩子已經錯過十一年了，不能再錯過了。」心怡語氣堅定地說：「只要孩子不會太辛苦，腳上不會留下長長疤痕，我都願意試。」

當然，讓心怡下定決心的是，杜元坤的自信。「我以前找過很多大牌醫師，他們都無法針對開完刀的成效給一個肯定答案，只有杜院長有自信，告訴我成效可達九成五。其實，我要求的不多，只要八成就心滿意足。」

曉安原是一名折翼天使，十一年後，在杜元坤的巧手修復下，他將帶著嶄新的翅膀，飛向光明的未來。

註 在義大醫院，杜元坤院長的臂神經叢手術，不論住院、開刀均為健保給付。病人唯一需要自費的項目是「人工神經」材料費。

02 每個孩子都值得一個機會

電話響起，巧眉（化名）接聽。來電的是義大醫院個案管理師（以下簡稱個管師）楊淑媛。

「小蓁媽媽，妳在哪裡？」個管師問。

「我和孩子在病房。義大醫院這麼大，我又不熟，還能夠去哪裡？」巧眉回。

「小蓁媽媽，妳準備一下，我帶妳和小蓁去一個地方。」個管師說。

「要去哪啊？這麼神秘。」巧眉正納悶。

「妳跟著我走就對了。」個管師說。

掛上電話，巧眉心中充滿疑問：「淑媛到底要帶我去哪裡？」

三歲半的小蓁（化名）是一個臂神經叢受傷的孩子。

一般嬰兒出生時體重約三千五百至三千六百克，但小蓁一出生就是重四一九〇克的大寶寶，也因此，巧眉在分娩時特別辛苦。而且孩子生下來後沒有哭聲，醫護人員認為有異常，必須先讓孩子住保溫箱。當晚，一位醫師告知小蓁爸爸，孩子的右手不能動，可能是臂神經叢受傷。

錯過的黃金治療期

得知孩子的狀況後，巧眉夫妻難免惶惶不安，院方安慰他們，孩子手不能動的原因很多，如果是臂神經叢暫時麻痺或水腫造成，幾個月後就會恢復正常，請他們先觀察看看。

由於原因未明，巧眉只能先送小蓁去早療中心復健，看看右手會不會好轉。四個月後，巧眉覺得孩子的右手還是怪怪的，早療中心的復健老師認為可以再觀察。直到小蓁已經九個月時候，還是做不出一般嬰兒會做的動作，復健老師才建議巧眉，帶小蓁去求診。

復健老師提供兩個人選，一位是北部的Ａ醫師，另一位是高雄義大醫院的杜元坤。住在北部的巧眉，首選自然是Ａ醫師。

為了確認小蓁是否為臂神經叢受傷，必須先進行核磁共振，由於排隊檢查的病人很多，這一等就是三個月，等做完核磁共振檢查時，孩子已經一歲兩個月。

從小蓁核磁共振的檢查結果，Ａ醫師判定是臂神經叢受傷。不過，由於黃金治療期是一歲之內，她已經過了期限，因此Ａ醫師無法為她開刀。

「就是因為核磁共振時間排太晚，我們才錯過了黃金治療期。」巧眉感到相當無奈。

A醫師還是表明，小蓁已經過了黃金治療期，即使開刀的成功機率也會很低，只能等孩子四、五歲時，再來做肌腱轉移手術，可以恢復部分功能。

既然醫師不願意開刀，巧眉只能繼續帶小蓁復健，未來再找機會做肌腱轉移手術。

為醫藥費籌錢貸款

透過早療中心復健老師介紹，巧眉加入一個臂神經叢病童家長組成的LINE群組，主要是希望能多了解一些復健的相關資訊。

二〇一八年七月，有家長在群組中貼出照片，分享孩子到義大醫院找杜元坤手術的心得，巧眉眼睛一亮，發現照片中的孩子術後效果不錯，也沒有所謂「黃金治療期」過了不能動手術的限制。她心想，不妨帶孩子去義大醫院，或許還有開刀的機會。

小蓁還有一個姊姊，巧眉一家四口就靠小蓁爸爸開計程車賺錢，經濟狀況不是太好，巧眉事先打聽，如果小蓁要開刀大概得花健保費用及自費醫材約二十萬元，勢必要事先籌好醫藥費。當初排到的掛號時間是八月三十日，但她希望孩子能夠早點看診，如果確定可以開刀，就能盡早籌錢。

群組裡的成員還有義大醫院的個管師楊淑媛，巧眉告知狀況後，便提早安排小蓁的門診時間到七月底，也強調：「小蓁媽媽，妳不必擔心醫藥費，帶孩子來看診就對了。」

當天，除了原本的掛號病人，楊淑媛又多加了五個掛號名額，全都是臂神經叢受傷的孩子。原本小蓁排第五，但巧眉因為要帶孩子趕高鐵回台北，就和其他家長商量，爭取到第一位看診。

杜元坤看過小蓁的狀況後，很有自信地對巧眉說：「沒問題，開刀後，可以進步九八%以上。」這句話為巧眉帶來很大的鼓舞，沒想到，接下來他又加了一句，「開刀費用部分，我會想辦法處理，妳不必擔心。」

原來，楊淑媛告訴杜元坤，巧眉想要拿車子貸款來籌措開刀費一事，一向熱心幫助弱勢家庭的他，二話不說，決定自己吸收這筆費用，完全不需病人自費。

原本巧眉盤算的是，為了治好女兒的手，就算要去地下錢莊借貸，也在所不惜。因此，當她一聽到杜元坤承諾幫忙解決開刀費，當下嚎啕大哭，心中充滿無盡的感激。

院長給的大紅包

八月十日，巧眉帶著女兒住進義大醫院，準備隔天開刀。

住院前一天，淑媛還打電話確認，她是自己帶小孩下來，以及行李的數量，說明會在門口迎接，協助辦妥住院手續。

即使巧眉再三推辭，淑媛強調，院長怕她一個人要帶孩子，又要推行李，特別交待要提供協助，巧眉只好領受這份心意。

八月十一日，小蓁是杜元坤的第一台手術，手術進行到一段落，杜元坤請巧眉換裝進手術房看神經修補的狀況，她發現，在杜元坤的巧手下，甚至看不出神經縫合的痕跡，杜元坤還告訴她，縫合的傷口會藏在鎖骨和腋下的位置，「這樣孩子長大後，就不必擔心穿泳裝時，身上有疤痕會不好看。」

術後第三天，巧眉在病房陪孩子，淑媛過來領著她和孩子去搭電梯，也不透露要去哪。答案最後揭曉，她們一起來到院長辦公室。

母女倆在辦公室坐下，杜元坤便從身後的玻璃櫃，拿出一個海豚造型的飾品要送小蓁，孩子不喜歡，他又換了一部車子，小蓁接受了，淑媛便帶著她到旁邊玩耍。而杜元坤和巧眉聊了幾句，突然說：「等一下，我要做一件事，妳不能拒絕我哦！」

只見杜元坤從書桌裡取出一個紅包，放到巧眉手上，她萬分惶恐：「院長，您已經幫忙很多，這個紅包我真的不能收。」

「這只是小錢，給孩子買點營養品。」杜元坤一再堅持要她收下。

深受感動的巧眉，除了掉眼淚，什麼話都說不出口。

原本為了省錢，巧眉打算讓孩子住健保房，後來考慮到術後不舒服，可能會吵到別人，加上孩子的外婆伸出援手，於是改住單人房，而杜元坤給的紅包，用來支付病房費用外，還能為孩子添購營養品。

好事接二連三發生

醫療的技術日新月異，很多既有觀念都必須調整，杜元坤認為，出生時臂神經叢受傷的孩子，即使過了一歲的「黃金治療期」，動手術也能獲得很好的效果。

之前，小蓁的手臂不能舉高，拇指和食指都軟弱無力。手術當晚，小蓁醒了之後，巧眉發現，女兒拇指和食指已經可以翹起來。

出院後，巧眉每天帶著女兒復健，經過三個月，小蓁已經可以舉高手臂、比出ＹＡ手勢，或撐開兩隻手掌托住臉，這些都是她以前做不到的動作。

巧眉說：「好像認識杜院長後，什麼好事都發生了。」

而另一個好消息是，小蓁已經到了念幼稚園的年紀，考量家境狀況，自然希望上公立幼稚園。原先小蓁排候補第二十五名，本以為希望渺茫，沒想到，手術後不久，巧眉居然接到幼稚園入學通知，讓她喜出望外。開學後，巧眉申請伴讀，跟著女兒一起上學，在學校時也利用時間復健。巧眉笑道，杜元坤為孩子的付出，身為母親的她，一輩子都會記在心中。

至於那筆開刀費，杜元坤雖然自己吸收部分，但事後還是向董事長林義守報告，「董事長支持我的決定，不過也提醒我，不能太常做免費手術。其實，我不敢告訴他，我還蠻常做的。」杜元坤聳肩一笑。

不過，一講到幫助弱勢家庭的孩子，杜元坤的語氣又轉為認真：「我不希望看到有家長因為經濟問題，而沒辦法讓孩子做手術，畢竟，每個孩子都值得一個機會。」

03 從終身癱瘓，到重生站起來

二〇一六年二月二十四日。

對於在郵局任職的建華（化名）來說，那原本是再尋常不過的一天。吃過早餐後，建華便騎著摩托車去上班。到了十字路口，他停下來等紅燈。綠燈亮起，他正要起步時，對街斜角有輛摩托車搶快切過來，兩車迎面撞上，當下，建華眼前一黑，就什麼都沒印象了。

再醒來時，建華已經躺在成大醫院的病房。

當下腦袋是清楚的，頸部以下卻完全沒有感覺。「我的手呢？我的腳呢？」建華心亂如麻，覺得上天開了他一個大玩笑。

那天早上，建華的妻子秀琴（化名）在家接到電話，告知丈夫上班途中出車禍，已經被送往醫院。秀琴不敢多問，匆忙趕到成大醫院。

當時，建華是清醒的，身上也沒什麼外傷，秀琴原本還鬆了一口氣，然而，醫師卻把她拉到一旁，說病人頸椎受到重傷，恐有生命之虞，當場就開立病危通知。秀琴不敢告訴丈夫，只是不停地安撫他的情緒。

緊急手術後，建華就住進加護病房。直到第五天，必須拔除呼吸器，確認是否傷及呼吸系統。如果是最壞的結果，醫師給了兩個選擇，一是讓病人安心離世，一是氣切。第一個選擇，秀琴實在做不到，但如果選擇氣切，丈夫將承受極大痛苦，一時之間，難免天人交戰。

所幸建華的呼吸系統沒有受傷，在加護病房住了八天後，便轉到普通病房。只是醫師告知家人的消息是，病人恐怕頸部以下終身癱瘓，建議他們去找安養院。

一想到丈夫辛苦了大半輩子，不但沒機會享清福，下輩子還得臥病在床，過著動彈不得的慘澹生活，秀琴只能向神明祈禱，希望事情能有轉機。

脊椎重建先恢復「痛覺」

二〇一六年三月八日。救護車一路急鳴，駛進義大醫院。

建華戴著頸圈，躺在擔架上。個案管理師楊淑媛如臨大敵，和好幾位醫護人員，小心翼翼地將病人移位到床上，杜元坤看過後，便安排病人到病房休息。

當初建華還在成大醫院時，秀琴的妹妹打聽到義大醫院的杜元坤在做脊椎重建手術，便託人輾轉將建華的病歷摘要送到他手上。杜元坤同意為建華進行手術，便請楊淑媛安排病房，還特別交待要舒適、靠窗，貼心的程度，讓楊淑媛一度以為病人是院長朋友。

從病歷看來，杜元坤知道病人屬於「高位頸椎受傷」，因為受傷部位靠近頭部，若移位時稍有動到，可能會影響呼吸、腦部，因此，事先要求醫療團隊移動病人時，一定要特別謹慎。

當晚七、八點，杜元坤到了建華的病房，向家屬說明後續手術，由於病人的脊椎腫脹，加上高位頸椎受傷，還需要找呼吸科、麻醉科醫師共同會診。原本預計三天後做手術，但家屬卻希望能先問過神明，最後拍案敲定，三月十四日進行手術。

杜元坤為建華做了脊椎神經重建手術，將第十一對腦神經轉移到上肢神經。手術前，建華的身體完全沒知覺，無論秀琴怎麼捏他手都沒反應；手術後，她去加護病房看他，一捏手，他就感到痛了。

秀琴的期待當然不僅於此，她希望建華可以不必臥床，盡早恢復行動力。她本以為，神經接好後，丈夫就能走出醫院，沒料到，事情沒有那麼簡單。

家人陪伴漫長復健路

同年五月二十六日。義大醫院舉辦一場盛大的記者會，建華在妻子、兒子的扶持下，站立著切下蛋糕，慶祝重生。

建華被宣判癱瘓後，本以為這輩子從此絕望，沒想到竟然還有站起來的一天，一時之間，老淚縱橫。

脊椎受傷的患者，從終身癱瘓到重新站起來，已經是很大進步。不過，由於神經受損處與所支配的肌肉群距離遠，加上神經的成長緩慢，之後的復健之路，仍然相當漫長。

建華在義大醫院住了一個月，為了方便後續復健，便住進復健醫院。不過，按照健保局住院規定，每次住院只能住一個月，所以，每住滿一個月就得再轉院。也由於復健醫院只收六個月黃金復健期的病人，在不同醫院間「流浪」半年後，建華便回到家中，改為每天上午到復健中心，一週五次，按表操課，只有週末休息。

復健之路很辛苦漫長，過程中，家人的支持格外重要。

建華原是一家之主，也是家中經濟的支柱。這場車禍後，他從郵局提早退休。慶幸的是，三個孩子都已長大成人，靠著老大和老三的收入，還可以支撐這個家，老二則放下工作，父親需要回診、復健，全都靠他開車接送。

兒子的孝順，雖然讓建華夫妻倆很感動，卻也不免擔心，再繼續這樣下去，會不會因此蹉跎兒子的前途？至於貼身照顧的秀琴，辛苦更不在話下，像是晚上睡覺時，建華只要一有尿意，就得搖醒秀琴起身拿尿壺讓他排尿，一個晚上被搖醒三、四次是常有的事。

至於建華受傷後，只要天氣一冷，全身的神經就繃緊，非常難受。秀琴看在眼中，即使心疼，卻也無可奈何。難能可貴的是，這家人面對逆境，毫不怨天尤人，對於車禍後曾伸出援手的貴人，更是心懷感激。

秀琴細數，還在成大的加護病房時，有佛法團體的居士來為建華消災解厄，後來還有能量機構的推拿團隊為他按摩筋絡、也有氣功老師來為他護持，之後不論是開刀、復健，過程都很平順……秀琴相信，這些「無形的力量」幫了很大的忙。

建華一家人最感謝的，自是杜元坤，除了醫術高明，手術前不厭其煩地多次解釋、手術後在醫藥費上也提供不少幫助，都讓他們感念不已。

建華曾有個夢想：退休後，要帶妻子環遊世界。一場車禍，讓他一度以為夢想從此幻滅，不過，經過兩年多的復健，他不僅能站起來，還可以短暫走幾步路，「我相信，只要持續復健，一定能完成帶太太環遊世界的夢想。」他樂觀地說。

04 奇蹟，來自對醫師的信任

采萍（化名）回憶，自己曾經有過一次瀕死經驗。

恍恍惚惚之間，她感受到靈魂離開身體，朝向天空飛去，光芒之中，坐著一位西方男子，捲髮、白袍、手上有釘痕，雖然看不清容貌，但她直覺認定對方是耶穌基督。接著，她又看到關公的身影，卻是以白面書生的形象出現，對方跟她說：「孩子，來到我身後，我會保護妳。」

平時信奉觀音菩薩的采萍，心裡都稱祂為「觀音媽媽」，突然想到：「那麼，觀音媽媽在哪裡呢？」下一刻，她化為嬰兒躺在觀音菩薩的臂彎中，安全感籠罩著她，采萍便沉沉睡去……

醒來時，采萍發現自己躺在加護病房，身上插滿管子，全身癱軟無力。她十分疑惑：「這是哪裡？我為什麼在這裡？」

撿回一命卻生不如死

故事得回到二〇一一年的農曆除夕夜。

采萍在台北的證券公司上班，提前回台南過年，騎著摩托車載姊姊去採買東西，行經奇美醫院附近時，她眼角才剛瞥見一個白色車體，還沒來得及多想，就聽到巨大撞擊聲，她整個人便從摩托車上彈飛出去。

接下來的記憶斷斷續續，她聽到救護車的聲音……大哥喊著她的名字……護士對她說，要把衣服解開做檢查……然後，她就失去了意識。

經歷那段瀕死經驗，采萍對於自己「回到人間」並不開心，反而感到很失落，「人生太苦，我不想回來。」她每天就是哭，哭累了，又再度昏昏睡去。

采萍在奇美醫院的加護病房住了兩個月，才轉到一般病房，意識一直是混混沌沌，直到出院回到家，她才慢慢清楚，到底發生什麼事。

除夕夜的那場車禍，導致采萍的頸椎嚴重受挫，全身癱瘓。受傷後，台北的工作沒了，雖然父母都已離世，所幸還有三名姊姊都住在附近，雖已嫁人有各自家庭，但還是經常回老家陪她，也請了外籍看護全天照顧。

出院之後，采萍的身體完全沒力氣，連吃個飯都很累，每天就是睡覺，台北朋友打電話給她，也只是哭著：「怎麼辦？我連自殺的力氣都沒有。」

半年後，她的體力逐漸恢復，已經可以坐。然而，平日除了復健，就是坐在院子裡看著天空，腦子一片空白，對於未來的人生，她不敢想，也不能想。由於人際圈主要在台北，采萍在台南沒什麼朋友，大部分時間能說話的對象，就只有看護。

車禍前，采萍就很喜歡閱讀，也上過不少身心靈課程。受傷後，有位老師擔心她想不開，寄了很多書過去。這些精神糧食，就成為她在家休養時重要的支柱。

這些年，采萍也陸續找一些醫師，每次看診時，她都會準備很多問題，想弄清楚「我到底怎麼了？」然而，醫師們的回答不外乎：「脊椎損傷就是這樣，妳要學習接受。」當采萍繼續追問，醫師們就認為她需要看身心科，將她轉診。而身心科醫師的處理方式，就是開藥，久而久之，她越來越不想回診。

散發金色光芒的醫師

二〇一五年，采萍受傷後五年，某一天，二姊夫問她：「聽說義大醫院有位杜元坤院長好像蠻厲害，妳要不要去看看？」

原本已經對醫師失去信心的采萍，當下突然心念一動，覺得可以試試，就掛了門診。第一次看診，有兩件事讓采萍至今仍然印象深刻：「一走進診間，我看到杜元坤院長臉上隱約泛著金色光芒。」她還特地看了一下診間燈光，全是白色日光燈。

另外，就是當她提出問題時，杜元坤的回答是：「我會幫妳，妳放心。」這是她受傷多年後，第一次從醫師口中聽到這樣斬釘截鐵的承諾。

同一年年底，杜元坤就為她進行臂神經叢手術，術後原本虛弱無力的上半身有了改善。隔年，一六年十一月，杜元坤又為她做脊椎重建手術，很多之前做不到，或做起來很累的復健，她都做得到了。

而且手術後兩個月，采萍就裝了腰臀大腿連身支架，並開始訓練走路。原本配合的復健師反應是：「采萍，這是不可能的！」因為這句話，她二話不說，決定換到別家醫院復健，而且因為她要練習走路，勢必需要比較大的支撐力，所以特別指名要求男性復健師。

原來，第一次手術後，采萍以為肢體自然而然就會恢復，所以並沒有積極復健，後來才發現，雖有進步，卻與自己預期有些出入。第二次手術後，為了不再犯相同的錯誤，她卯足全力復健，希望能達到最好效果。

「台灣做脊椎重建的醫師屈指可數，杜院長已經給了我一個創造奇蹟的機會，而奇蹟的完成，就必須靠我自己了。」采萍說。

發願當志工鼓勵更多病友

醫病關係中，「信任」是很重要的一環。

車禍發生後，采萍曾有很長一段時間，總感到孤援無助，因為每次去看醫師，只要一提出問題，對方就會建議她參加相關的病友協會，多交一點朋友，心情就會開朗許多，「那些醫師弄錯了，我並不需要取暖，我只是想多了解自己的身體。」采萍語帶無奈地說。

然而，杜元坤有問必答的看診態度，重新打開她的心門。

「杜院長讓我很清楚知道自己的身體怎麼了，我也會和他討論復健時的身體狀況。院長還會告訴我，可以請復健老師怎麼幫我，就能恢復得更好。」采萍說：「院長給我的感覺是，他很願意給答案，就怕你不開口問。」

回想起第一次走進診間，采萍會在杜元坤臉上看到金色的光芒，或許就是一種福至心靈的感應。

類似的故事，杜元坤其實聽患者說過不少，他並不認為是無稽之談，反而認為，一來，當病人對醫師抱持著強大的希望寄託時，可能因為心理作用而看到「異象」；再者，世上的確有人體質特殊，能感應不同磁場。杜元坤還透露，自己也曾私下檢測，比起一般人，他的正面能量的確是高出許多。

就像受傷多年的采萍，願意再做手術，就是因為信任杜元坤能讓她獲得重生。如果不是這份信心，就不會有重新站起來的奇蹟。

身為多年脊椎受傷的患者，采萍深知，一旦沒有希望，會讓人陷入漫長的低潮，因此，未來她如果能夠走出去，最想做的事情，不是遊山玩水，而是到義大醫院當志工。

「我希望用自己的例子，鼓勵同樣脊椎受傷的病友，不要放棄希望，只要對杜院長有信心，自己努力復健，就有機會重新好起來。」采萍說。

05 五次手術，換回的每一小步

「院長好！」少年說。

「志剛（化名），你好。」杜元坤回答。

坐著輪椅進診間的少年，向杜元坤打招呼，兩人除了討論病情，杜元坤也問起他在學校的狀況，以及生活點點滴滴，氣氛輕鬆，與其說他們的互動是醫師和病人的關係，卻更像是忘年之交。

「我常說，院長就像志剛的換帖兄弟（台語：即結拜兄弟）。」幫志剛推輪椅的阿嬤笑道：「這麼親切的醫師，真的很少見。」

十九歲的志剛，笑容十分陽光，很難想像，這個臉上猶未脫稚氣的大男孩，兩年前因為一場意外，他不但動了五次手術，還捲入一場監護權之爭。

下半身癱瘓的舉重選手

從小體格健壯的志剛，從國中開始練舉重，曾經拿下全國第四名，升上高中後，還是定期回母校接受訓練。

二〇一六年十月初，強颱莫蘭蒂、馬勒卡橫掃台灣，母校的校園一片狼籍。那天，志剛做完訓練，本來打算去吃早餐，看到有些舉重隊學長在協助清理校園，便過去幫忙搬運斷樹。沒想到，志剛突然腳一滑，整棵斷樹重重砸在他的頭和胸部，他眼前一黑，就暈了過去。

校方原本將志剛送到當地的一所中型醫院，由於傷勢太嚴重，便被送進義大醫院。急診室先動手術固定斷裂的胸椎，之後發現還有血氣胸狀況，恐危及生命，因此又做了一次手術。由於志剛的第九、十、十一節胸椎的神經全部斷裂，雖然命是撿回來了，卻得面臨下半身殘癱的不幸。

「在加護病房那三天，我真的好想自殺。」志剛透露。

一手把志剛扶養長大的阿嬤，原本以為孫子只是「扭傷」，趕到醫院後，知道事態這麼嚴重，眼淚就沒停過。當她輾轉得知杜元坤在做脊椎重建手術，可能幫志剛重新站起來，便懇請他能幫幫自己孫子。

「院長本來就很願意幫助弱勢病人，加上對方又是年輕學生，當然就一口答應。」個案管理師楊淑媛說。

杜元坤看過志剛的狀況後，承諾他：「我會讓你再站起來。」就由醫療團隊安排後續的手術事宜。

沒想到，此時卻有人跳出來，反對杜元坤幫志剛做手術。而那個人，竟是志剛失聯已久的親生父親。

意外扯出監護權之爭

在志剛的成長過程中，父親和母親都缺席。

當年，志剛的母親未婚生子，孩子出生才三天，就交給阿嬤扶養。後來志剛的父母親結婚，婚姻又維持不到幾個月就離婚，兩人從此音訊全無。

志剛爸爸後來再娶，又生了三個孩子，因為跟阿嬤觀念不合，於是新組家庭住在外面，平日也不往來。

意外的是，得知志剛受傷消息後，之前對孩子少有聞問的父親竟然出現，還開始「宣示主權」。先是找來報紙記者發新聞，爭取善心人士募款。當杜元坤決定幫孩子做手術後，志剛爸爸雖然簽下手術同意書，卻一直從中做梗，阻止手術進行。曾有兩次，志剛已經被送往手術房，卻因為他父親有異議，只好臨時喊停。

礙於當時志剛尚未成年，監護權在父親手上，只要志剛爸爸不同意讓孩子動手術，杜元坤也無可奈何。

阿嬤眼見孫子的未來，可能因此斷送在兒子手中，決心出面爭取監護權。

由於監護權的爭議，連帶影響是否能動手術，因此家事法官必須傳喚杜元坤。但他實在抽不出時間，法官就便在義大醫院開庭，請杜元坤利用開刀空檔，到特別安排的會議室，說明為什麼病人需要做這個手術。

「如果不是和院長很熟，否則我一定不能明白，為什麼要為一位素昧平生的病人，配合法院的要求到這種程度。」因為要幫忙找資料、陪杜元坤一起接受傳喚的個管師楊淑媛直言。

「我是這家醫院的院長，又是病人的主治醫師，有責任讓法官了解真實狀況，才能做出對病人最有利的判決。」杜元坤強調，「醫學專業無法委託律師代為回答，當然就是我自己上陣。」

家事法官仔細聽過所有人的證詞後，最後把監護權判給阿嬤。等杜元坤終於可以幫志剛做手術時，已經是他受傷後三個月的事情了。

動刀五次仍保持樂觀

因為志剛是在校園內受傷，除了學校有賠償金外，加上他來自清寒家庭，教育單位也在校內發起募款活動。

當時，杜元坤的兒子杜泳逸就讀高雄中學，聽說這件事後，也知道傷者是父親的病人，除了自己捐款，也 LINE 留訊息給父親，請杜元坤一定要多幫助同學。面對兒子請託，杜元坤更是拍胸脯保證：「你放心！我一定會治好他。」

於是，杜元坤為志剛先進行脊椎重建手術，住進護理之家時，因為他腳上出現褥瘡，又做了皮瓣移植手術。另外，由於志剛下半身癱瘓，無法正常排尿，更安排泌尿科醫師進行膀胱造廔術，用導管排尿。

自從志剛受傷後，包括先前的兩次手術，前前後後就做了五次手術，讓一路陪伴的阿嬤相當心疼，哭到連視力都受損。反而是志剛本人，從一開始的沮喪，到住院期間變得越來越懂事，甚至還會感激醫護人員：「即使好不了也沒關係，你們都已經盡力了。」表現出的成熟態度超出他實際年紀。

杜元坤觀察，志剛是個容易受環境影響的孩子，雖然人生受到重創，但復健時認識一些類似狀況的病友，大家互相加油打氣，是他能夠維持正向積極的重要原因。

而志剛高達百萬元的醫藥費，除了杜元坤自行吸收部分，病人負擔不到一半。至於外界募集的善款，扣除醫藥費，用於看護與復健費用等，為阿嬤減輕不少經濟壓力。

術後半年，在義大醫院舉行的記者會上，志剛腳上裝著支架，推著助行器，慢慢步入會議室，雖然只是短短十幾公尺，卻是他半年來辛苦復健的成績。

「之前，我覺得雙腿好像跟身體分離了，現在至少我能感到它們的存在。」志剛說。

每次回診，杜元坤都會提醒志剛要認真復健，他也不敢鬆懈，一週五天，星期一、三、五到義大醫院，週二、四回國中母校使用校內健身器材，每次兩小時，希望可以早日擺脫助行器。

接下來，志剛決定要和認識的病友一起北上，到桃園脊髓損傷潛能發展中心，接受為期九週的生活重建訓練課程，希望能一步步找回自己的人生。

年紀輕輕就歷經巨大磨難，然而，不論是義大醫療團隊的守護，或外界的愛心，都為志剛帶來不少溫暖，他也樂觀相信，在善緣的圍繞下，未來仍有光明的前途等待著他。

給未來醫師的第二封信

醫療以外，要多培養「興趣」

在這一封信裡，我想和大家聊聊比較軟性，卻是醫師生活中不可或缺的重要部分。那就是，如何培養運動、溝通、藝術和音樂的興趣。這些看似與醫療無關，卻是我們從事醫療行業的人，不可或缺的維生素與生命潤滑劑。

醫療是一件非常緊張且需要高度專注力的工作。如果一個從事醫療工作的人，沒有培養出自己生活的樂趣或喜好，那麼行醫生涯中，可能會非常苦悶，而且長久在醫療工作中，不知道怎麼釋放壓力，更不知道怎麼去面對體力和心理上的挑戰。

不論是要當第一線的醫師，例如急診、內外婦兒、加護急救、眼耳鼻喉、一般家庭醫學科；或是第二線的醫師，例如X光科、病理科、核子醫學科……我們都要有好體力，要與人溝通，與團隊合作，所以讀書時，參加不同的社團、體育活動，像是打球、游泳、登山健行、武術健身、慢跑、騎車等，絕對有助於我們從事醫療服務時解除壓力，以及增進同事與病人的良好溝通。

體力、體能絕對是成功的必備條件。要有好體力與體能，就必須有適當運動。

有很多醫學報導已指出，適當和持久的運動，會使從事醫療的人員充滿自信、減少錯誤、防止挫折感，因而增加工作樂趣，也增加升遷機會！

橄欖球隊教我的事

以前在醫學系裡，不論是學長、同學，或是學弟妹，只要是有投入運動項目的人，無論是在網球、足球、籃球、排球、跆拳道、劍道、田徑、游泳等運動表現傑出者，他們日後在醫療專業的表現上，也都是優秀的領導者。

以我自己為例，高中時除了打籃球、踢足球，更去學柔道及舉重，還有拳擊。上大學後，除了練習跆拳道，我入學第一天就參加橄欖球隊。我們班上的橄欖球運動風氣很盛，校內橄欖球校隊有二十個成員，其中十二個就是我同班同學。

橄欖球隊的訓練，不分晴雨、不分晝夜，不分週一到週日，每天都要操練。我們不只訓練打球的技巧，更每天訓練體力。最重要的是，教練教導我們，「橄欖球精神就是發揮團隊精神，為球隊奉獻犧牲，幫助你的隊友，尊重你的對手，遵守球場規則，尊敬自己的學長與老師前輩。」

這種球隊訓練，不只是體育運動，更是一種精神教育。而因為大學打橄欖球培養出來的「體力」和「戰鬥力」，讓我在醫療事業上無往不利。

尤其是身為一個外科醫師，連續開刀二十四小時已是常態，必須要有足夠的體力支撐。若是平常不運動的人，肯定無法應付這種非人的生活方式。從醫多年，我至今仍甘之如飴，一點也不覺得累，這就是當年球隊訓練給我最大的人生禮物。

加上戰鬥力堅強，也讓我不管是住院醫師考試、專科醫師考試、國家考試，總是名列前茅。另一個表現戰鬥力的地方，就是勇於挑戰困難的手術和沒人敢做的病例，讓我在醫學上創造很多世界第一。

接著我們談到溝通的能力，橄欖球隊所訓練的「溝通力」，這也是在醫學院的求學期間，要好好養成的重要能力，更是讓我在醫療上無往不利。

醫師無法一輩子單打獨鬥，一定要與團隊合作，也要具備和病人溝通的良好能力。我建議年輕的醫學生們，在求學期間，不只建立與同學的溝通力，更要多參加班上活動，更鼓勵大家參與醫學院跨系的社團，舉凡舞蹈社、康樂輔導社、詩社、流行音樂社、山地及離島志工服務隊、圍棋社、橋牌社，更可以積極參與學刊的編輯工作等。

在這部分，不論是一個團隊的領導者，或一個團體的忠實成員，橄欖球的訓練讓我都適如其分地扮演自己的角色，使團隊表現更加出色。當年我同班的橄欖球隊員，如今不管在醫療上或社會上，都有非常傑出的表現。這足以告訴我們，喜歡運動的小孩不會變壞，只會變得更好。

這些社團活動，一定有助於大家日後行醫的溝通能力。最重要是，參加社團活動是讀大學的一種享受，也是一種權利。我們應該利用參加社團的機會，訓練日後踏入社會從事醫療工作前的準備功課。

音樂是最好的訓練與寄託

我們再來談談音樂與藝術，這就是更有趣的話題了。

我從三歲就開始學小提琴，所以對音樂一直有著滿腔熱血和興趣。說實話，小時候實在不知道學小提琴有什麼好處，只知道隔壁鄰居都在巷子口打棒球，但我卻要一個人低著頭、拿著小提琴到老師家學習。

直到上國小，有了一點成績，才知道原來會拉小提琴還可以在全校師生面前表演，心裡逐漸湧現優越感。後來國、高中階段，我都沒有放棄拉小提琴的習慣，甚至在喜歡古典音樂的母親帶領下，週末早晨的起床號，就是一首又一首的古典音樂。

我的成長過程和音樂的淵源很深，不僅成立北醫第一個管弦樂團，還曾考上師大音樂系……。從小到大，音樂就這麼陪伴著我，陶冶我的性情，也訓練我手指的靈活度，尤其這對我之後從事顯微手術幫助頗大，即使是再微小的血管、或是神經，有了從小訓練到大的靈活手指，任何技巧對我都不成問題。

再說，音樂的調劑，可以讓醫療人員在精神上有所依託，不論是古典音樂、現代音樂，甚至是搖滾樂，都能讓從事醫療的我們，不只靈魂得到昇華，也可以做為繁忙醫療工作後的心靈寄託。

所以，我很鼓勵年輕的醫師們，在求學時，多培養對音樂的興趣，不論是自己玩樂器、參加樂團，或只是純粹音樂欣賞，這些都是你進入醫療這個行業後，最寶貴的精神糧食。

藝術、社團活動不可或缺

再談到藝術。其實，很多醫學系學生，從小就被家庭刻意栽培為具有藝術天分及氣質的小小藝術家。有些家長會讓孩子去學美術、雕刻、書法，甚至舞蹈等，我建議大家，千萬不要因為課業，而放棄父母當初給我們的這些生命禮物。

大學生活本應該自由自在、盡情發揮，即使醫學系的課業非常繁重，能夠繼續發揮從小所學的藝術，絕對物超所值。

因為，當有一天你進入醫療行業後，一定會有機會再次展現這些藝術天分，讓生命充滿色彩。據我所知，很多醫師同時都是藝術家，他們會開畫展、舞展，也可以成為非常有水準的藝術欣賞者或鑑定者。這些都是身為一個醫療工作者，不可或缺的文化修養，對你的醫療生涯一定會加分。

很多人畢業後投入醫療工作，或許因為壓力過大，或許因為臨床受到挫折，常常會不知所措，甚至自憐自艾。不過，如果你能具備我所建議的：培養運動、溝通、藝術和音樂的多種興趣，那我相信在日後行醫的過程，便能游刃有餘，情緒也會有適當出口。

不過，在培養興趣、參加社團活動的忙碌生活中，有些人不免會失去在功課上的優勢與注意力。不瞞大家，我就讀醫學系時，就是因為社團活動太多，早上天還沒亮就到屋頂拉小提琴、中午打橄欖球，晚上不是練拳就是到樂團演出，好幾次醫學系考試和大專盃橄欖球賽或音樂比賽撞期，我就必須勉為其難地趕場，所以有些成績實在慘不忍睹。

我要提醒的是，大家讀醫學系時都已經是成人了，要選擇什麼樣的生活，都要自己負責。最後，以我自身的經驗提醒大家，還是要以功課為重。至於社團及課外活動，如果能與功課適當的調整比例，那才是最精彩的醫學系人生。我當年瘋狂似的參與社團活動，應該不足為訓。

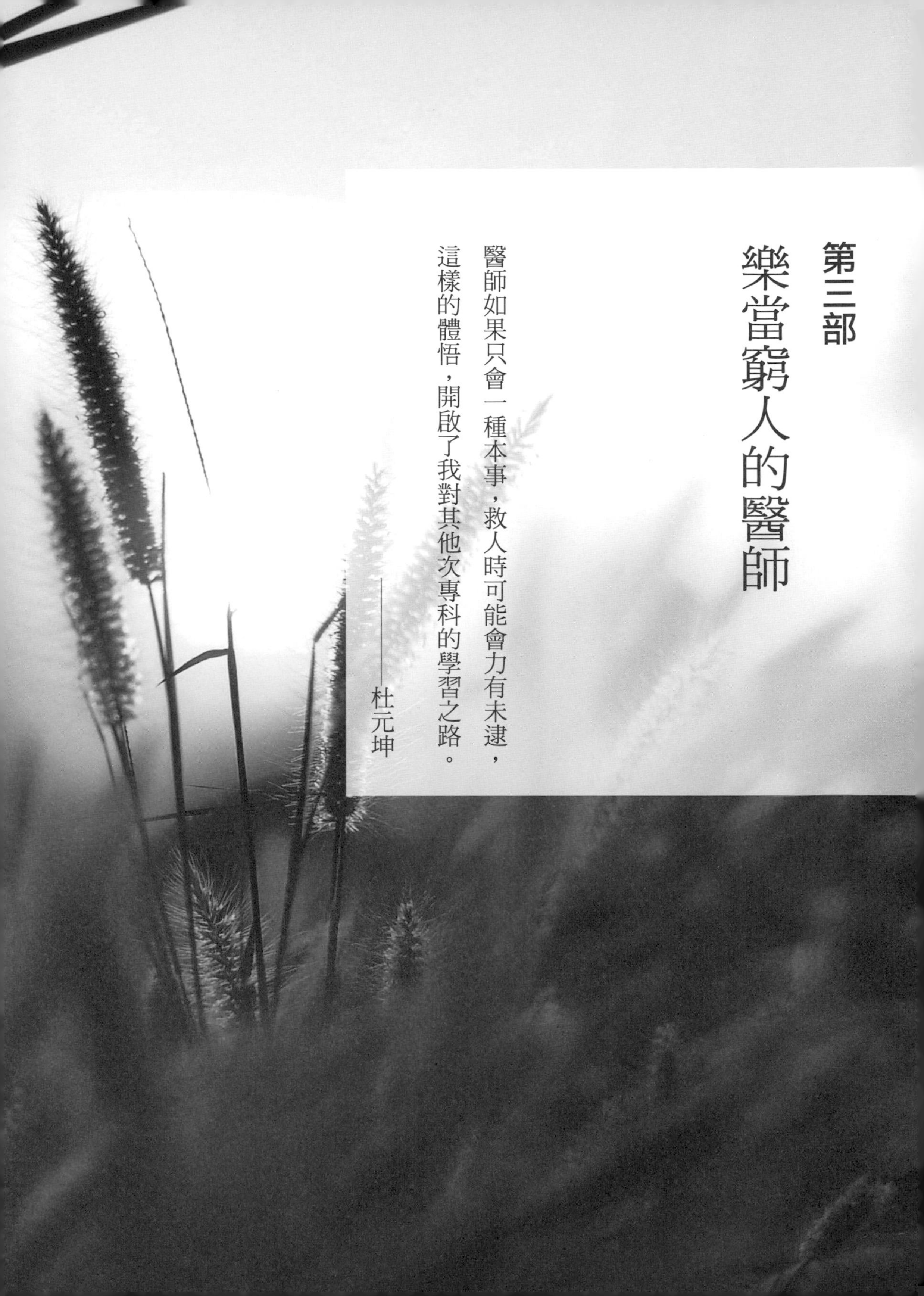

第三部
樂當窮人的醫師

醫師如果只會一種本事，救人時可能會力有未逮，
這樣的體悟，開啟了我對其他次專科的學習之路。

——杜元坤

01 澎湖鄉親的守護者

二〇一八年六月三十日，杜元坤帶領義大醫院護理部、家庭暨社區醫學部，以及行政中心相關部門九位院內同仁，展開兩天九島的澎湖跳島之旅。

義大醫院自二〇一七年開始承辦中央健保署所推動的*「全民健康保險澎湖縣離島地區醫療給付效益提升計畫」（Integrated Delivery System，簡稱IDS計畫），由醫療專業人員駐診在澎湖二、三級離島，以提升當地醫療水平，造福澎湖民眾。

因此，杜元坤此行除了關懷澎湖IDS計畫駐點同仁，也在東吉嶼、七美及花嶼，為在地鄉親提供義診服務。

親自探訪島上老病人

盛夏，日頭赤燄燄，澎湖的太陽又特別熱情。

上午七點四十分，杜元坤和義大醫療團隊已經抵達馬公機場，隨即從南海遊客中心乘船，一個多小時後抵達東吉嶼。

東吉嶼位於澎湖縣望安鄉最東邊，地處偏僻，原本有一千多人口的東吉村，如今人口嚴重外流，只剩二十多位老人長期居住島上，他們若有任何醫療需求，都必須仰賴碼頭邊的東吉衛生室。

兩層樓高的東吉衛生室，義大醫院的駐點同仁就住在樓上，島民有任何需求，門一敲，就立刻下樓提供服務。因為島上的生活資源有限，每天還有限電時段。即使酷暑期間，連電風扇都不能開，格外辛苦。

駐點同仁看到長官前來，自是十分開心，寒暄之後，便馬不停蹄領著杜元坤去探訪附近島民。

「阿嬤，我們杜院長來看妳啦！」在駐點人員介紹下，杜元坤在阿嬤身邊坐下，除了為她量血壓，並詢問最近身體狀況。老人家說，下雨時膝蓋會痛。杜元坤檢查後，提醒阿嬤身體沒什麼問題，如果要解決膝蓋的疼痛，可以安排來台灣開刀。

接著，杜元坤又前往探視另一位阿公，他雖然沒有明顯的病痛，但說起話來有氣無力，

註 一九九八年健保局（現健保署）在山地離島地區加強導入各種醫療資源、陸續推出多項專案試辦計畫，並從一九九九年十一月開始實施「全民健康保險山地離島地區醫療給付效益提升計畫」（簡稱IDS計畫），陸續在四十八個山地離島地區逐步實施。

杜元坤看了看阿公的居住環境，出了門後，特別提醒駐守同仁：「這位阿公有抽菸習慣，屋子裡又不通風，要注意罹患呼吸窘迫症的風險。」

最後一位病人是賣風茹茶的阿嬤，主要困擾是腰痛，杜元坤便請護理人員教她做推牆運動，不必開刀就能改善問題。

自費捐出健康照護車

離開東吉嶼後，杜元坤和義大醫療團隊又陸續前往東嶼、坪嶼、望安、將軍嶼、七美，隔天又到了花嶼、鳥嶼、吉貝、大倉嶼。

頂著大太陽，不斷地上船、下船。航程中，遇到大一點的波浪，船身又不時顛簸，杜元坤絲毫不以為苦。「跟駐守在各離島的義大同仁比起來，這實在不算什麼。」杜元坤說：「目前駐島的醫護人員大多是年輕女性，她們離鄉背井，在離島默默付出。島上連一家商店都沒有，從食物到生活用品都只能定期到澎湖本島採購，更別說什麼休閒娛樂了。只是同仁們有這樣的服務熱忱，我真的非常欣慰。」

因此，短短兩天行程，杜元坤親自跑遍九座島嶼，就是為這些義大醫院的駐守同仁們加油打氣。緊湊的行程中，也硬是擠出時間，為其中幾座島民義診，島上的阿公、阿嬤一聽到，「義大的杜院長來了」，紛紛前來排隊看診，將小小的衛生所擠得水洩不通。

「阿嬤，妳這是媽媽手啦！妳都八十幾歲當阿嬤了，現在才得媽媽手，有賺到哦！」原

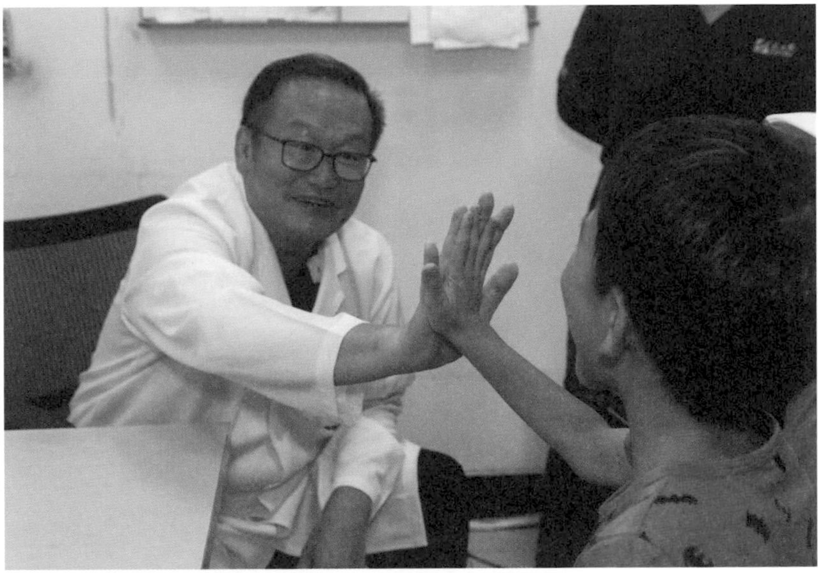

沒有架子的院長杜元坤，也樂於和小病人打成一片。

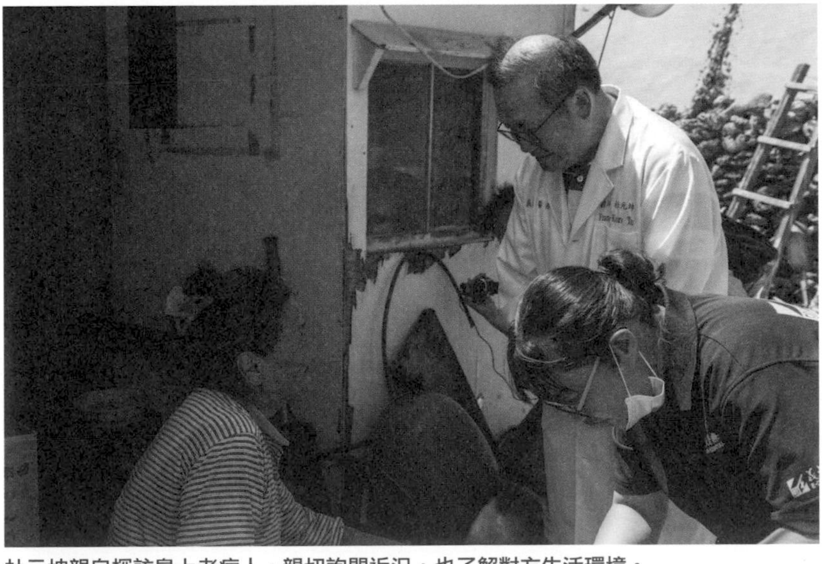

杜元坤親自探訪島上老病人，親切詢問近況，也了解對方生活環境。

本頁攝影／蘇鈺涵

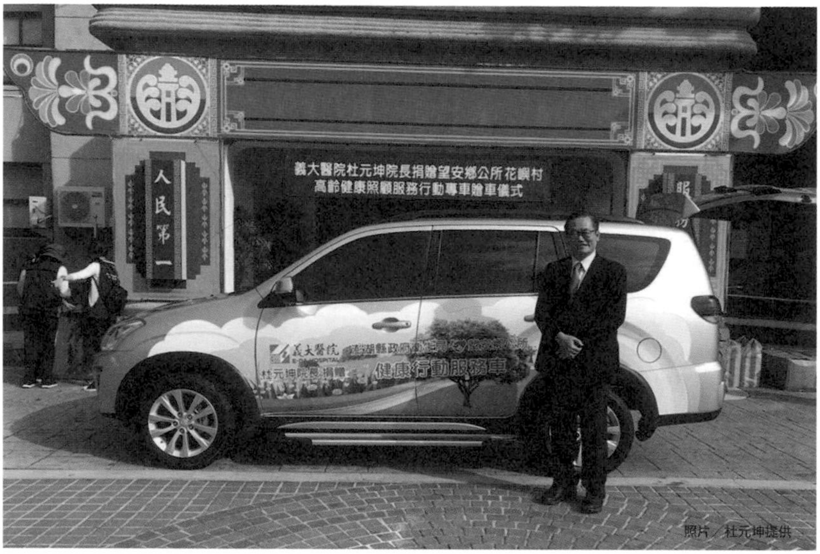
義大醫院杜元坤院長捐贈望安鄉公所花嶼村
高齡健康照顧服務行動專車贈車儀式
人民第一
義大醫院
健康行動服務車
杜元坤院長捐贈

照片／杜元坤提供

二〇一八年赴澎湖義診期間，杜元坤允諾捐贈花嶼的健康照護車，已經正式上路。

來皺眉看診的阿嬤，聽到杜元坤這麼說，便笑開了。

談笑風生，跟病人打成一片，是杜元坤一貫的看診風格。遇到老人家，他會閒話家常；和小朋友互動，他會伸出手「Give Me Five」。因為完全沒有架子，曾經有病人做完檢查，腳仍架在他腿上不放下來，讓杜元坤哭笑不得。

在杜元坤心中，病人最大。此行在花嶼義診時，一聽到當地沒有救護車，若有運送病人需求時，只能以犁阿尬（台語：即人力手推車）或資源回收車送診，他大為吃驚：「病人怎麼可以這麼沒有尊嚴！」杜元坤二話不說，當下指示同仁，並以個人的名義，自掏腰包捐出兩輛健康照護車（約兩百萬元）給花嶼島民（編按：已於二〇一八年十一月十日完成捐贈儀式，正式為島民服務），「看到當地居民的困苦，我會心疼。」杜元坤說，陸續還將捐贈將軍嶼、鳥嶼和吉貝三輛救護車及健康照護車。

10元便當阿嬤的感召

杜元坤是台南人，卻對澎湖有著極深情感，故事要從「十元便當阿嬤」莊朱玉女說起。

出身澎湖縣吉貝的莊朱玉女，十六歲嫁到高雄，便和丈夫經營工程事業小有成就。因為發現不少澎湖同鄉在高雄港當工人，食宿常無著落，她不但提供家中倉庫給他們住，還供應十元吃到飽的自助餐，讓這些碼頭工人吃個粗飽，有體力做活。

二〇〇五年，阿嬤因為膝蓋問題，來義大醫院找杜元坤開刀，手術後沒幾天，阿嬤就急著出院，說要回去照顧生意。杜元坤好奇：「是做什麼生意，必須這麼急著回去？」深入了解後，得知阿嬤的德風善行。

透過阿嬤的轉述，杜元坤得知有不少病人來自澎湖，為了看診就必須前一天到高雄，看完病的時間通常也晚了，還得在高雄再待一晚。也就是說，這些澎湖病人來看一次病，就得花上三天兩夜時間。

杜元坤心想：「既然澎湖病人來高雄看病這麼辛苦，不如我飛過去。」於是，他便開始不定期與醫院同仁去馬公、吉貝、望安等地義診，並持續了一段時間。

只是近五、六年來，杜元坤三不五時聽到病人言談中，會出現「趕飛機」三個字，追問之下，得知這些來自澎湖的病人，急著看完診趕搭晚間最後一班飛機回家。

看到病人為了趕飛機心急如焚，還有些行動不便的病人，每一趟往返都是大費周章，杜元坤認為，一定要想個辦法，解決澎湖鄉親的看診問題。於是，自二〇一六年五月起，義大醫院便與澎湖縣政府簽署策略聯盟，進行每個月的駐點服務。

在縣政府安排下，杜元坤在三軍總醫院的澎湖分院義診，立刻造成轟動，每次一天內得看一百五十名病人左右，除了原來的老病人，也有新病人，甚至連先前在其他醫院就醫，手術沒處理好的病人也上門。

不料，樹大招風，有人透過民意代表申訴，認為杜元坤的作法「踩線」，指他是私立醫院的醫師，不能在公立醫院看診。為了解決這個問題，澎湖縣政府只好另覓地點，後來落腳惠民醫院。

「澎湖限定」的回診單

杜元坤換了新地方看診，病人又蜂湧而去。由於原先上惠民醫院求診的患者並不多，因此病人一多便狀況連連，像是門診椅子不夠，病人只好席地而坐；X光設備平時一天只照兩、三張，杜元坤去的第一天就照了五十張，差點作業不及；還有藥局也沒有足夠備藥，杜元坤只好先開藥單，由院方事後再補藥給病人。

自從杜元坤進駐惠民醫院後，病人數明顯增加，醫院健保收入也水漲船高，輪到杜元坤看診那天，不但有澎湖在地人，甚至出現台北、高雄的病人，因為在台灣掛不到號而特地飛來澎湖看診。站在救人的立場，不分病人從哪來，杜元坤都會為對方看診。

為了服務在地鄉親，只要在澎湖看診的病人，杜元坤就會發給對方一張「澎湖限定」的回診單，病人只要憑此回診單到義大醫院掛號，就會優先排入看診名單，這也是為什麼連台灣本島的病人都會特別買機票到澎湖找他看診。

對於需要到台灣轉診的病人，杜元坤也會提供診斷證明，就可以獲得來回機票補助。另外，一般要做核磁共振檢查，通常要排一個月以上的時間，但杜元坤為了方便澎湖鄉親，只要事先預約，到台灣當天就可以做核磁共振。只是這並不符健保規定，杜元坤常因此被健保局扣款，向來視金錢如浮雲的他，態度依然瀟灑：「只要能讓病人看病方便一點，要扣錢就扣吧！」

每次義大醫院到澎湖義診的陣容都相當堅強，除了杜元坤本人，通常還會有一位主治醫師、兩位住院醫師、兩位護理師，以及一位個案管理師。

因為認同杜元坤的理念，他的兩位醫界好友有機會也會一起到澎湖義診。一位是台中學仕中西聯合醫院門診院長王校，他曾擔任過中國醫學院附設醫院手術室主任、急診外科主任，特別擅長「針刀」，治療方式是以「針」為「刀」鬆解鈣化沾黏的軟組織，可改善媽媽手、板機指、網球肘、五十肩等問題；另一位則是在台北執業的中醫師溫崇凱，強項是針灸、頭痛、中風、帕金森氏症等。

有了這兩位「用針」高手助陣，杜元坤在澎湖的義診，更是如虎添翼。

躺11年患者重新站起來

不少澎湖的患者，因為杜元坤的到來而獲重生。

住在馬公市的李世傑就是其中一例。大約十年前（二〇〇七年），他在送貨時，高樓上一只重達三十公斤的鐵籠子摔落，砸傷他的頭蓋骨與頸椎五節神經，雖然救回一命，卻只能全身癱瘓在床。

原本是個單親爸爸的他，受傷後全靠三名姊妹不離不棄的照顧，為了尋找站起來的機會，家人遍訪名醫，得到的答覆都是：「你受傷太重，而且時間太久，實在是回天乏術。」後來，妹妹聽說杜元坤來澎湖義診，就決定帶哥哥去看診。杜元坤告訴他：「世傑，我會幫你接兩條神經，你再努力復健，會有機會再站起來。」這番話又讓李世傑重拾信心。

透過安排，李世傑到義大醫院進行手術，開完刀後才兩週，他就明顯感受到身體的變化，接著又在義大護理之家住了一年，每天持續復健。回澎湖後，他也會利用杜元坤義診時回診，讓院方可以持續追蹤他的復原狀況。

如今，曾臥床多年的李世傑，已經可以靠著助行器緩慢行走，平時在家也會幫忙接電話、打電腦，重新接手家族事業。原本一籌莫展的人生，再次有了希望。

「杜院長來澎湖義診，是我們澎湖人的福氣。」澎湖縣漁類商業同業公會常務監事顏元章感嘆。

顏元章年輕時常在魚市場搬貨，導致脊椎受傷，因為久聞杜元坤大名，就到義大醫院掛

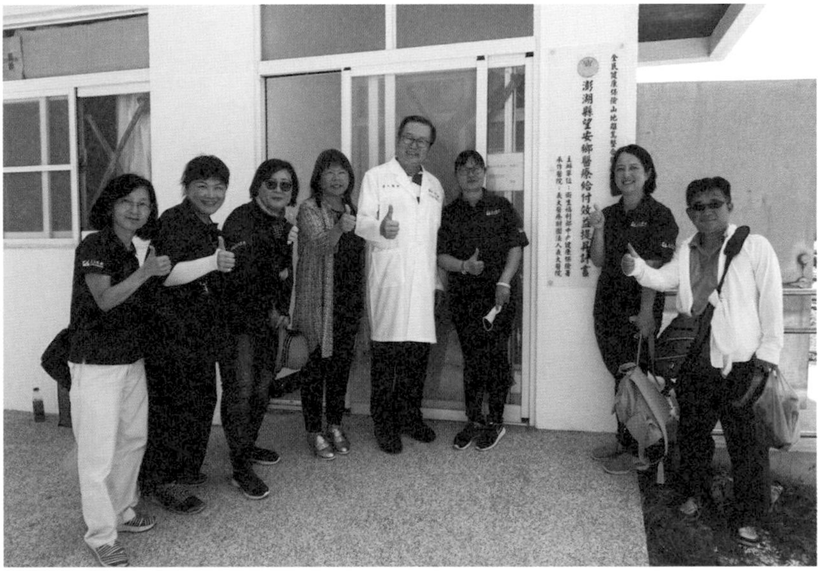

杜元坤（右四）與義大醫療團隊，投入澎湖義診成效卓著。

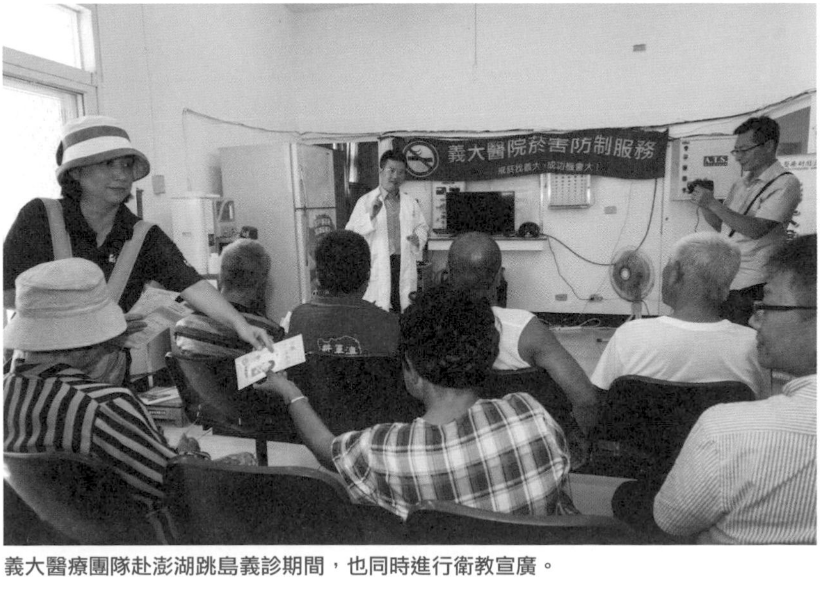

義大醫療團隊赴澎湖跳島義診期間，也同時進行衛教宣廣。

本頁攝影／蘇鈺涵

號看診，每一趟都得在高雄待兩晚。現在杜元坤到澎湖義診後，看個病也不再需要往返奔波，對他來說，自然是一大福音。

顏元章透露，他岳母人在台北，也有脊椎及膝關節手術失敗問題，曾在四年內開了五次刀，仍然沒能解決問題，從此對醫院喪失信心，即使再痛苦，也不願再開刀。後來是顏元章苦口婆心勸說，岳母總算願意再試一次，專程從台北到澎湖給杜元坤看診。經過診斷後，再安排到義大醫院手術，岳母的陳年舊疾順利解決活動自如，讓顏元章這個女婿也覺得很有面子。

一個患者之死的啟示

杜元坤從原本每個月到澎湖駐點義診，到後來承接澎湖ＩＤＳ計畫，與一位住在七美島的病人有關。

這位病人曾到台灣找杜元坤開過脊椎手術，術後狀況良好，約定每三個月回診。然而，到了對方回診時間，出現的卻是病人女兒。原來，這位病人已經過世。

杜元坤大吃一驚，了解後才知道，病人因為心肌梗塞，需要ＩＤＳ駐點醫師協助轉診時，卻找不到醫師，病人最後在家裡往生。病人的女兒拿著回診單對杜元坤說：「母親生前有交待，一定要她親自謝謝杜院長。」杜元坤感動之餘，也難免遺憾。

為了讓類似悲劇不再發生，杜元坤隨即指示義大醫院組成「澎湖ＩＤＳ計畫工作小組」，

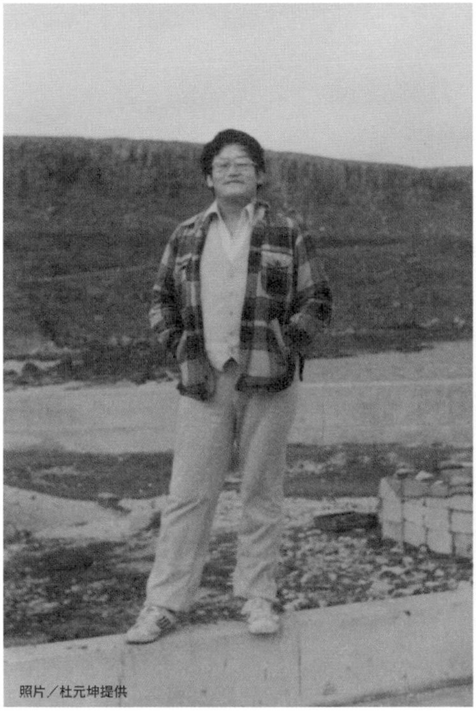

照片／杜元坤提供

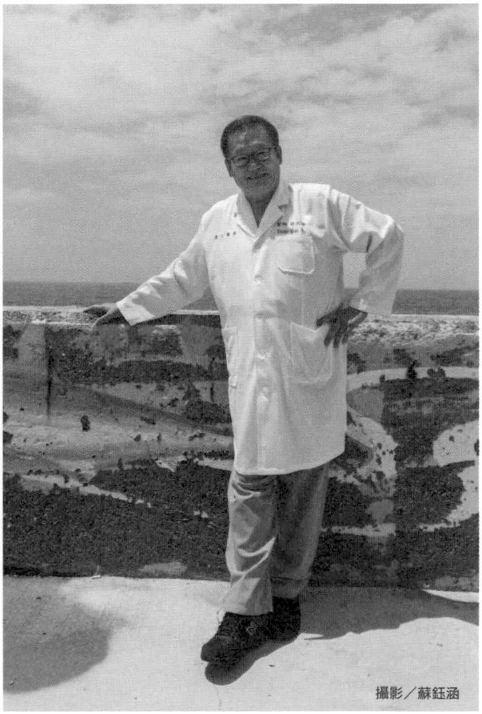

攝影／蘇鈺涵

成為澎湖「榮譽縣民」的杜元坤，就讀北醫時就與澎湖結緣。

經過全面的評估和規畫，在激烈的競爭中得標。自二〇一七年一月一日開始運作，由義大醫院、義大癌治療醫院、義大大昌醫院、白沙鄉衛生所、馬公市第一衛生所、望安鄉衛生所，以及七美鄉衛生所等，共同提供居民醫療照護服務，建立完善轉診後送的醫療服務體系。

義大醫院所執行的澎湖ＩＤＳ計畫，有幾大特色：

首先，派駐各離島的醫師都是精挑細選，其中不乏主任、部長、院長等級，除了為在地鄉親帶來更好的醫療服務，也提升這些醫界精英的服務熱忱。其次，澎湖人飲食偏甜、偏鹹，也缺乏口腔清潔的觀念，因此，義大團隊特別重視落實衛教，從生活習慣的導正，達到預防疾病的效果。

另外，採取「在地人駐點」的方式，讓原本就來自澎湖離島的醫護同仁，直接返鄉駐點，如此一來，同仁服務的意願更高，也更接地氣。

轉診服務部分最讓杜元坤引以為傲，不論是離島轉診到馬公市，或是從澎湖轉診到義大醫院，一路都有醫護人員陪同，即使病人在義大醫院接受治療，也有專人提供協助。

獲頒澎湖榮譽縣民證

ＩＤＳ計畫四年為一期，義大醫院接手澎湖離島地區後約兩年，醫師到診率提升至九〇％（過去約六〇至七〇％），護理人員到診率為一〇〇％，不論是病人滿意度或轉診速度，都明顯提升。

澎湖縣政府感謝杜元坤的付出，除了邀請他擔任縣政顧問，還在二〇一七年十月十五日，頒給他「榮譽縣民」證。

「從商業的角度來說，義大醫院承接澎湖IDS計畫，其實賺不到什麼錢，」杜元坤坦言，經營醫院除了考慮獲利，也要懂得積福，才能久遠。而他全心投入IDS計畫，也有教育的意義，讓年輕世代的醫護人員了解，健保制度雖然不盡完善，對於照顧偏鄉的民眾，還是發揮很大的功能。

對於離島醫療服務，杜元坤想得很多，也想得很遠，他除了評估義大醫院在澎湖興建分院的可能性，未來也想將服務的版圖拓展到金門、馬祖、蘭嶼等地，幫助更多偏遠地區的鄉親。

02 上帝派來帛琉的天使

二〇一七年八月十日，義大醫院為一位特別的病人舉辦歡送會，現場除了院長杜元坤和醫護人員，還有外交部南部辦事處處長陳柏秀、帛琉駐台大使歐克麗（Dilmei L. Olkeril）。

主人翁是帛琉總統的副幕僚長凱索雷（Rebluud Kesolei），他開心切開院方為他準備的巧克力蛋糕，再三強調：「I' ve just been given a second chance in life by E-Da.（謝謝義大醫院讓我重生）」。

一個月前，凱索雷因為突發的出血性腦中風，生命危在旦夕，如果不是杜元坤和義大醫療團隊人在帛琉，及時採取搶救措施，可能就此一命嗚呼。「你們真是上帝派來帛琉的天使。」在鬼門關前走過一遭的凱索雷，語氣難掩激動。

學了卻派不上用場的先進醫術

位於南太平洋的帛琉群島，是台灣的邦交國之一，碧海藍天的熱帶風情中，其實暗藏著醫療資源不足的隱憂。

在帛琉，只有一家帛琉國家醫院（Belau National Hospital，簡稱ＢＮＨ）以及少數診所，醫療相關的硬體和軟體都相當有限，每當病人罹患比較複雜的疾病，或是必須進行較為困難的手術時，就必須轉診到台灣或菲律賓，然而直航班機一星期只有兩班，在僧多粥少的狀況下，帛琉病人到台灣轉診還得搶機位。

為了協助友邦培育醫學技術人才，政府於二〇一三年和義守大學開設學士後醫學系外國學生專班（簡稱義大專班），第一屆帛琉學生是兩位女性，都出身當地名門貴族。

「帛琉學生念到第三年，卻對校方反應，她們在台灣學到的東西，回去派不上用場，因為我們並不了解帛琉的病人需要什麼。」杜元坤說，為了解決這個問題，他先派出醫師到當地義診，然而，畢竟只是蜻蜓點水，效果有限。由於這兩位帛琉學生念完四年課程，就要返回家鄉服務，因此，他決定再派醫師進駐當地，繼續訓練她們成為全科醫師，如此一來，才能真正幫助帛琉民眾。

搶救腦中風突發的官員

二〇一七年七月十二日，杜元坤率領著神經外科梁正隆醫師、家庭醫學科林季緯醫師、一般醫學內科湯道謙醫師前往帛琉，跟當地官員商討帛琉醫學系畢業生實習醫師訓練計畫案，並簽署合作備忘錄。

抵達帛琉當天，已經返國的學生特別前來接機，氣氛溫馨。

「第二天一早，大概五、六點，我們準備先吃早點，稍晚到帛琉國會報告合作計畫。沒想到，台灣駐帛琉的外交官劉仕傑急忙跑來，告知帛琉總統的副幕僚長半夜腦中風，已口吐白沫，情況相當危急。」杜元坤回憶。

由於帛琉沒有神經外科醫師，而參訪團中的梁正隆醫師正好是神經外科醫師，杜元坤便帶著他，前往帛琉國立醫院會診。

趕到醫院，杜元坤才了解當地的醫療資源，有多麼匱乏。

一開始，要先為病人進行電腦斷層（Computed Tomography，簡稱ＣＴ）檢查，一般醫院使用*掃描切數為六四切、一二八切、二五六切、六四〇切，一問之下，帛琉國立醫院裡只有十六切的規格，還是二次世界大戰美軍所留下。

由於狀況緊迫，即使機型較為低階，也只好拿來應急。診斷結果發現，病人為右側大腦出血合併水腦症，由於已呈現意識不清，必須立即手術進行血水引流，以減輕腦壓上升。

按照正常的腦部引流程序，必須消毒、打頭釘定位、用電鑽磨開頭殼，再用引流管將血水流出。在配備齊全的醫院，完成這些動作並非難事。然而，帛琉國立醫院外觀看起很新穎，卻從未進行過腦部手術，相關的器械和材料一概欠缺。

杜元坤和梁正隆現場盤點：消毒液是過期貨；要頭釘時沒頭釘，只好用兩塊墊子固定頭部；要開腦時，沒有自動電鑽，只找到一款手動鑽子，使用時必須非常小心，才不會導致病人死亡。

設備短缺只能就地取材

「現代醫院用來開腦的自動電鑽，是『吃硬不吃軟』，硬骨頭鑽下去，碰到軟薄膜就會自動停下來，不會傷到腦部組織，如果是手動，就得靠手感，一碰到薄膜就要及時停下來，才不會繼續往下鑽。」杜元坤接著解釋，到了薄膜這一層才更是關鍵，因為此時需要以腦部手術用的刮匙輕輕挖開。但是這醫院裡也沒有，只好用耳鼻喉科用的刮匙暫代。

一切從簡，好不容易完成開腦，還要放引流管進去。醫院裡也沒有開腦用的專業導管，沒有導管，就無法引出血水，最後會導致腦組織死亡。梁正隆翻出器材室裡能用的導管，最後決定以小孩用的鼻胃管取代，但是管子上得剪七、八個小孔，讓壓力得以釋放，才不會把腦組織也一併吸出來。

杜元坤說明，這種「腦部血水引流術」的手術，平常大概一、兩個小時就能完成，但當天因為找器械，拉長手術時間。只是，好不容易中午開完刀後，病人卻一直沒有醒來，梁正隆難免感到緊張，畢竟病人身分特殊，若有差池，後果難以想像。

所幸，到了晚上十一點左右，病人終於醒來。大家才鬆了一口氣。

註 掃描切數是指偵檢器旋轉一圈可得到的切面圖像張數，切數越多，精準度越高。

只是，為什麼病人醒得這麼慢？背後其實有段插曲。

「手術結束後，我有把握這名病人一定救得起來，但他卻一直沒醒過來，我推斷可能與麻醉有關，結果找來『麻醉師』問了才知道，其實他只是個技術人員，並非專業醫師。我又問他如何決定麻醉藥的用量，他的回答竟是，因為病人是重要人物，所以藥量就多一點。」杜元坤苦笑道：「難怪病人一直醒不來。」

凱索雷清醒後，還沒辦法說話，就以筆代口，寫下對義大團隊的感激之意，之後帛琉總統也親自到醫院探望。

臨場應變考驗醫師能力

由於整個手術過程中的消毒並非完整，加上使用的引流管也不專業，在大使館的安排下，便由梁正隆陪同副幕僚長凱索雷赴搭醫療專機，轉至台灣的義大醫院接受後續治療。凱索雷在台灣住院一個月，經過神經外科醫療團隊的悉心照料，逐漸康復。住院期間，帛琉駐台大使歐克麗多次前來探望，帛琉總統和衛生部部長更不時來電關心，對義大醫院讚譽有加，也算是一次成功的國民外交。

值得一提的是，當時在腦部放引流管時，杜元坤和梁正隆對於擺放的位置特別小心。他解釋，若是放到運動區，之後可能會影響行動；放到語言區會影響說話；最後，決定放在後遺症較少、管理情感的區域。

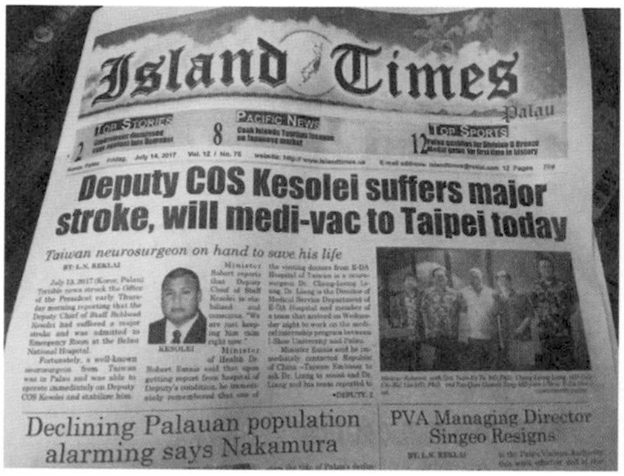
Island Times
Palau
Top Stories
Pacific News
8
Top Sports
12
Friday, July 14, 2017
Vol. 12 / No. 75
Deputy COS Kesolei suffers major stroke, will medi-vac to Taipei today
Taiwan neurosurgeon on hand to save his life
KESOLEI
Declining Palauan population alarming says Nakamura
PVA Managing Director Singeo Resigns

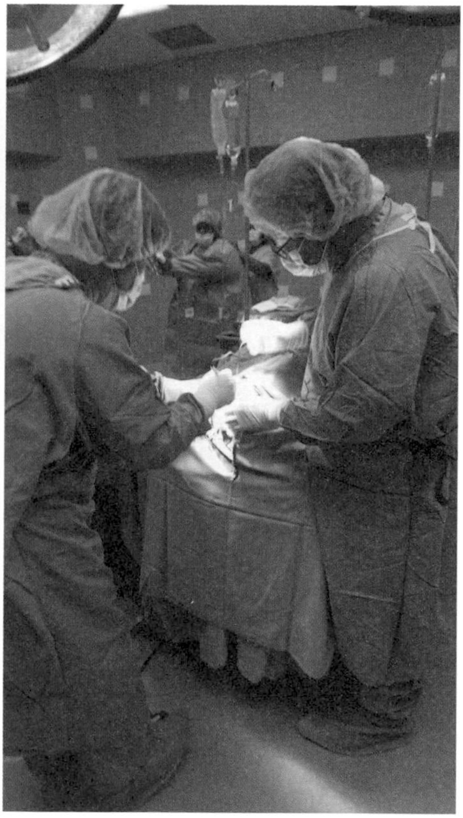

杜元坤院長（右圖右）與梁正隆醫師（右圖左）在帛琉訪視期間，成功搶救命懸一線的帛琉官員，並且登上當地報紙頭版。

本頁照片／杜元坤提供

手術後，凱索雷夫人也注意到，凱索雷的個性從原本比較嚴肅拘謹，變得熱情溫暖，也算是一個意外的收穫。

杜元坤透露，他先前便曾拜訪過帛琉國家醫院，當時就發現院內設備不足，沒想到第二次再來，就當場考驗他的應變能力。除了手術以手鑽開腦，用鼻胃管代替引流管，術後需要使用腦壓監測器以掌握病人的腦壓狀況，也是靠杜元坤用血壓計改裝而成。

醫師沒有選擇戰場的權利，即使身處醫療資源匱乏的環境，要跟死神搶人，也得放手一搏。「如果一個醫師訓練得好，不只對自己專攻的科目，對其他科目也都學得深入，不管遇到什麼病人，面對什麼狀況，都能就地取材，想出解決方式。」杜元坤說：「還有一點很重要，就是即使有風險，我還是會想盡辦法救病人，把病人性命放在第一順位，這就是我身為醫師的使命。」

03

不只是好醫師，還是慈善家

每年，杜元坤都會飛到泰國至少三次，進行演講、手術教學，將自己的專業分享給當地醫師。

「我每年演講的主題都不一樣，從顯微手術、臂神經叢手術，講到怎麼寫論文、上台報告，讓這些泰國的醫師們很驚喜，覺得這個主講人的東西怎麼都挖不完？」杜元坤笑道。

二十幾年前，杜元坤就經常到泰國參加國際醫學會議，不過，每次都是來去匆匆，時間最長的那次，是一九九九年，他仍在基隆長庚任職期間。

當時，杜元坤甫獲選為世界骨科外傷協會的「教授旅行大使」（Professor Traveling Ambassador），可以獲得協會贊助旅費，得前往一、兩個國家義務與當地醫師進行交流，同時進行示範手術。

傳授醫術還有醫者精神

杜元坤選的第一個國家，就是泰國。前後停留約一個月，這也是他第一次在泰國待這麼久，也從此跟泰國結下不解之緣。

當初前兩個星期的行程，安排在曼谷知名的西里拉醫院（Siriraj Hospital）和曼谷樂欣（Ledsin Hospital）市立醫院。抵達曼谷第一天，杜元坤連晚飯都還沒吃，院方就請他做一台接斷指的手術，忙到半夜。第二天一早，他又帶著醫師巡病房，整整兩個星期都是在教學和手術中度過。

接下來，杜元坤又轉往清邁大學附設醫院，當地病人風聞有位「怪醫」進駐，紛紛上門求診，他一天甚至得做兩台手術，連主任級的醫師都來學習。

行程最後一晚，院方為杜元坤舉辦告別晚宴，多達近百人出席。只是晚宴才剛開始，杜元坤就發現有人神情緊張，竊竊私語。院方一直說沒事，在他追問下，院方才告知有位三歲小孩不慎被車子輾過，整隻手臂被輾斷，目前送到清邁醫院。

杜元坤再細問，得知病人受傷已經近八小時，如果再拖下去，斷臂的肌肉就會壞死，便無法挽救。於是他起身向參與晚宴的賓客道歉，解釋他為了救人，必須先離席，就直奔醫院而去。

當時杜元坤是晚上八點下刀，開到凌晨三點才結束。第二天早上，他去看了病人，確認手臂救回來，就去參加七點半的院內會議，主持會議的教授相當肯定他此行的訪問：「你不但帶給我們最新的醫學知識、臨床經驗，更重要的是，教會我們醫者的精神。」

因為掛念病人的術後狀況，杜元坤特地改了回台機票，比原定行程多待泰國一天。等到了機場時，只見現場人山人海。原來，他救回一命的小病人父親，便是泰北金三角地區酋長，為了感謝杜元坤，特地找來族人送機。

二〇一六年，杜元坤到泰國受贈「皇家骨科榮譽院士」時，一名年輕男性前來獻花，他一時還沒認出，直到對方父母現身，他才知道獻花的人就是當年所救的小男孩。十七年過去，當年受傷的小男孩不但長大成人，還在清邁大學就讀醫學系，希望未來當醫師，幫助更多人。

「當初所發生的事，完全出乎我的意料之外。我有心救人，也因此有了最好的結果。」杜元坤說。

導入骨科醫師考試制度

杜元坤在泰國所播下的善種，還不僅於此。

自一九九九年後，杜元坤就與泰國醫界交流頻繁，他不但定期過去做示範手術，也有很多泰國醫師來台灣向他學習，「對於前來求學者，我只有一個基本要求，就是學成後，不管是現場示範或拍攝影片，總之就是要不吝分享。」

杜元坤強調，只要是他教出來的學生，就不怕別人來觀摩手術，像他自己就是醫術不藏

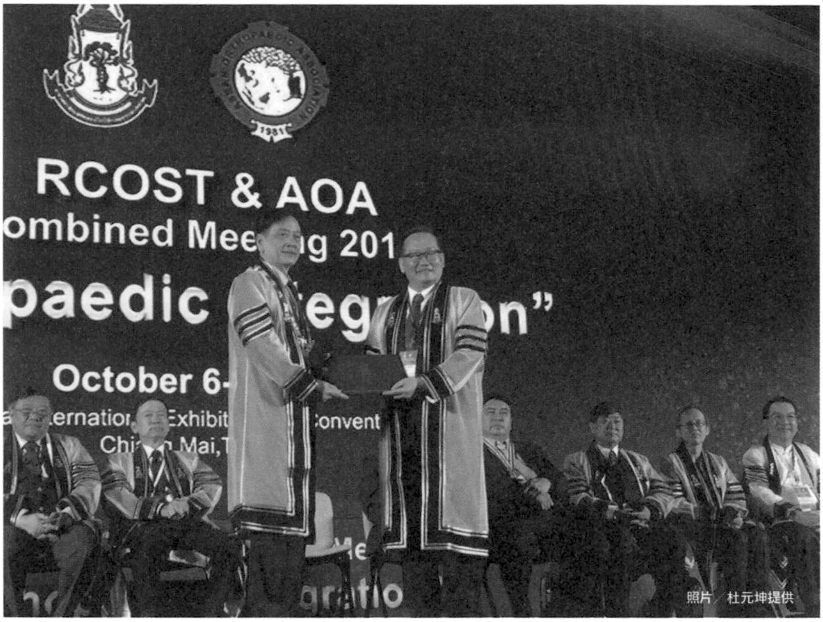

杜元坤（站立者右）對泰國醫學教育的貢獻，二〇一六年受贈為「皇家骨科榮譽院士」。

私的典範。大約二十年前，泰國的康明國際醫院（Bumrungrad International Hospital）要發展國際醫療，需要有人訓練醫師時，杜元坤就把自己的手術過程拍成錄影帶（後來改為光碟版），做為院方的訓練教材，如今康明醫院的國際醫療做得有聲有色，他們對於杜元坤昔日的協助也相當感激。

另外，杜元坤還為泰國的骨科界，導入「專科醫師」的考試制度。

「以往泰國只有醫師執照考試，在次專科方面，則是靠『認定制』，只要你所跟隨的老師認定你可以擔任專科醫師，就等於獲得資格，醫院也會接受。」杜元坤解釋，這種方式過於自由心證，他便多次向泰國政府的相關機關宣導考試的重要性，二〇〇七年開始，才有正式的骨科專科醫師考試，而杜元坤也提供台灣骨科考試的題目給相關單位參考。

為彰顯杜元坤對泰國骨科醫學教育的貢獻，泰國政府還頒發給他皇家骨科榮譽院士，享有出入境免通海關的尊榮。

展現魔術級的手術

杜元坤完成教授旅行大使的第一個任務後，按照規定，在十年期限內（自一九九九至二〇〇九年），還可以再去一個國家。直到二〇〇七年，他轉戰義大醫院，正好新加坡國立大學邀請他擔任醫學院客座教授，他就結合教授旅行大使的任務，到新加坡進行為期三週的訪問。

一如之前在泰國的行程，杜元坤每天都是上午演講、下午做手術，前後三週時間做了二十幾台手術，院方都全程錄影。最後一天，校方安排他在歐亞顯微外科醫學會做一台示範手術。手術前兩天，他才看到病人，是個只有九個月大的越南籍嬰兒，因為先天畸型，其中一隻手沒有手指，需要動手術將一隻腳趾移植到手上。

當下杜元坤要求，在手術前先做血管攝影。院方表示，嬰兒年紀太小，還不能做血管攝影，「所以你們認為這名嬰兒不能做血管攝影，但是可以開刀？」他反問院方，但院方指出，手術的消息已經公布，為了替台灣爭一口氣，杜元坤硬著頭皮上場。

這場示範手術吸引上百名醫師前來觀摩，主持人是位英國的骨科教授，他一看到病人資料，就當眾宣布：「大家可以打道回府了，因為病人年紀太小，就算是會變魔術，也不能扭轉乾坤。」

杜元坤打斷主持人：「請大家給我機會，我會讓大家看看什麼是魔術級的醫術。」在場的人無不半信半疑，大家都想看看，這位來自台灣的醫師能變出什麼神奇的把戲。

杜元坤原本信心滿滿，下刀前，仔細再檢查過病人的狀況，才發現病人不但沒有手指，連移植腳趾所需要的血管、神經、肌腱都沒有，所以他先取右小腿的血管、左小腿的神經和肌腱（編按：不能都取同一條腿的組織，否則同一條腿會缺太多組織），移植到手上，再將腳趾接到手上。

手術大約早上八點半開始進行，直到下午四點半才大功告成。長達八小時的手術過程，杜元坤沒進食、沒喝水，也沒上過廁所，就是在手術台上一直做，還用耳掛式麥克風同步解說，並回答在會議室觀看轉播的與會人士所提出的問題。

手術結束後，杜元坤走進會議室，九成的觀眾都站起來鼓掌致意，主持人也為之前的不當發言致歉。「之前主持人會這麼說，也不是沒有道理，的確過去都沒有年紀這麼小的病人做過這種手術。」杜元坤說，而他也把主持人前倨後恭的轉變，視為對他個人最大的恭維。

獲頒新加坡醫學榮譽獎

事後，杜元坤不但把這次手術費用捐給病童家屬，二〇一〇年，他又自費將這位越南病童接到台灣，再做一次移植手術，讓原本畸型的那隻手有兩隻手指，可以做握取的動作。

二〇一四年，新加坡為了表彰杜元坤的醫學成就，特別頒給他國際醫學榮譽獎，新加坡總理李顯龍當天也出席頒獎典禮。當天頒獎前的介紹詞中，除了提到杜元坤橫跨骨科、神經外科、整形外科等領域，也特別提及他之前為越南病童所做的手術，不但臨危受命，而且分文不收，充分展現「慈善家」的風範。「我現場聽到那段介紹詞，覺得很感動，這可以說是對我二十多年來的努力，一個很大的肯定。」杜元坤說。

從泰國到新加坡，兩次以教授旅行大使身分造訪，都因為杜元坤的不吝付出，改變了兩個孩子的人生，也影響到當地醫學教育，而他的正念也結出善果，為自己贏得名揚國際的聲譽。

04 推動醫療外交，發揮台灣「暖實力」

二〇一五年十月十日，杜元坤帶領著義大醫療團隊，先從小港機場飛到桃園機場，再經美國洛杉磯轉機，歷經約二十二小時漫長的飛行時間，抵達位於中美洲的薩爾瓦多。

這是杜元坤第三度率團造訪義大在薩國當地的醫療團隊。

薩國本是台灣的邦交國（編按：薩國於二〇一八年八月二十七日與台灣斷交），為了促進與兩國的邦交情誼，積極推動醫療外交，二〇一四年義大醫院接下薩爾瓦多的援外案，除了為台灣外交打開一片天，也希望為當地的醫療環境帶來正面影響。

三訪薩國協助衛教並捐贈儀器

為了能夠真正幫助薩爾瓦多，杜元坤出訪前做足功課，列出幾大工作重點：包括調查當地腎臟病、腳氣病患者居高不下的原因，協助建立外傷系統（因為薩國戰亂多）等，解決心臟內科醫師不足的問題。

義大醫療團二〇一四年第一次到薩爾瓦多當地時，為了解腳氣病盛行的原因，在當地進行水質測試；由於薩國有很多車禍造成的頭部外傷患者，醫療團也去了解當地交通狀況，建議設置*「紐澤西護欄」；另外，醫療團也到當地最大醫院進行學術交流，逐一討論病例，從下午一點到七點，整整六個小時。

在這一次的訪問結束前，還舉辦捐贈儀式，將醫療團帶過去的X光機和超音波儀器送給薩國衛生部。

由於義大醫療團隊參訪成效良好，二〇〇五年，距離第一次訪問半年後，杜元坤再次率團第二次訪薩，這次的重點則擺在腎臟病的防治，除了做低鹽飲食的衛教，也促成當地腎臟科的醫師和護理人員各一名來台學習，另外也提出對於外傷急救系統建置的建議，當然還是少不了捐贈醫療儀器。

第三次的訪問，除了確認之前提出的醫療建議是否獲得改善，另一個重點，就是與馬爾他騎士團（Sovereign Military Order of Malta）薩爾瓦多辦事處簽署醫療合作協議書。

屬於天主教修道騎士會之一的馬爾他騎士團，以人道活動為主，是個超級迷你的「準國家」，沒有領土，卻發行自己的護照、郵票、車牌，還跟一〇六個國家有邦交，並在一九九四年成為聯合國觀察員。

註 可引導車流、防止車輛翻覆的交通裝置。

馬爾他騎士團在薩爾瓦多設有辦事處，長期從事醫療救援的工作，他們相當肯定義大醫療團前兩次的造訪，便主動聯繫，希望能夠建立合作關係。

透過馬爾他騎士團的安排，義大醫療團前往薩國盛行腎臟病的兩座城市義診，分別是南部的薩卡特科盧卡（Zacatecoluca）與西部的松索納特（Sonsonate），並安排家庭訪問。結果醫療團隊發現，當地甘蔗園的農夫長期在高溫下從事勞力工作，沒有適度補充水分，反而人手一瓶含糖飲料解渴，難怪罹患腎臟病的比例偏高。

杜元坤坦言，他率團前往薩爾瓦多三次，包括醫師、護理人員、翻譯，陣容多達十人，而且每次都會捐贈血壓計、驗尿機、超音波掃描儀等各種醫療設備，一趟就要花掉三百多萬元台幣（尚不包含人力成本），而外交部每次只補助十萬元台幣，可說是杯水車薪。

「一開始，董事長也問我：『值得嗎？』但我認為，義大醫院要成為醫界的標竿，援外是一個很好的方式，也有助於開拓院內醫師的國際視野，因此董事長最後也支持我的決定。」杜元坤說。

安排海地醫師來台受訓

除了薩爾瓦多，義大醫院還承接海地的援外案，同樣也是出於杜元坤的使命感。

目前還是台灣邦交國的海地，是位於加勒比海的島國，由於政治局勢動盪不安，民眾飽經戰亂之苦。海地全國只有兩位神經外科醫師，骨科醫師更是寥寥無幾，導致多數傷患必須截肢甚至不治，因此，義大醫療團主要的任務，是幫助該國建立急救外傷系統。

義大醫療團一共造訪海地兩次。二〇一五年的第一次拜訪，是由義大國際醫療部部長梁正隆和骨科主任馬景候先到當地了解需求，訪問海地衛生部及多所醫院後，發現該國醫療資源相當匱乏，即使是公立 Bon Repos 醫院也僅有房舍本體，內部的規畫與設施可說是付之闕如。

二〇一五年十一月八日，杜元坤親自率團前往海地，除了與該國衛生部部長簽署合作備忘錄，也舉辦第一屆「台灣、海地外傷醫學研討會」，杜元坤親自上台演講，展示「杜氏骨釘骨板」（編按：杜元坤所獨家研發）及杜馬氏鋼釘應用在骨折病人的案例，引起該國醫師很大迴響，會後也捐贈三十組杜氏骨釘骨板，及杜馬氏鋼釘。

此趟海地行，義大醫院出手相當大方，除了杜氏骨釘骨板與杜馬氏鋼釘，為了幫助 Bon Repos 醫院建立外科病房，還提供手術台、麻醉機、生理監視系統、手術電燒機、超音波掃描機、輪椅等醫療儀器，總價值約六百多萬台幣。

由於海地的醫師很少，在研討會中，杜元坤也介紹義大醫院的醫療技術，希望能促成當地醫師來台灣受訓，之後再回到海地貢獻所長，有效提升當地的醫療水平。

親自帶隊傳遞善的種子

由於義大醫院在薩爾瓦多、海地兩國從事醫療援救，二〇一八年七月，獲得外交部所頒

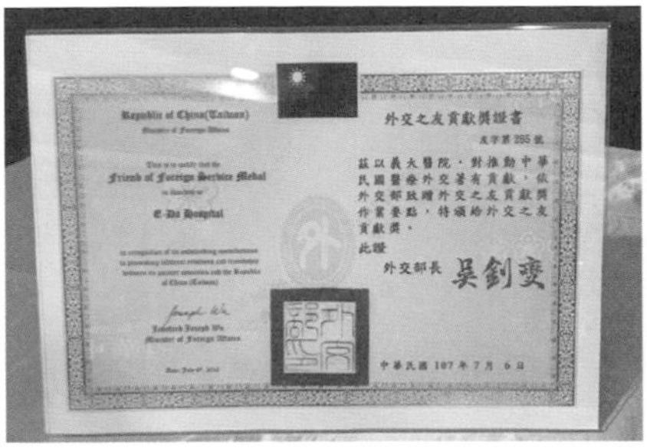
Republic of China(Taiwan)
Friend of Foreign Service Medal
E-Da Hospital
外交之友貢獻獎證書
友字第295號
茲以義大醫院，對推動中華民國醫療外交著有貢獻，依外交部致贈外交之友貢獻獎作業要點，特頒給外交之友貢獻獎。
此證
外交部長 吳釗燮
中華民國107年7月6日

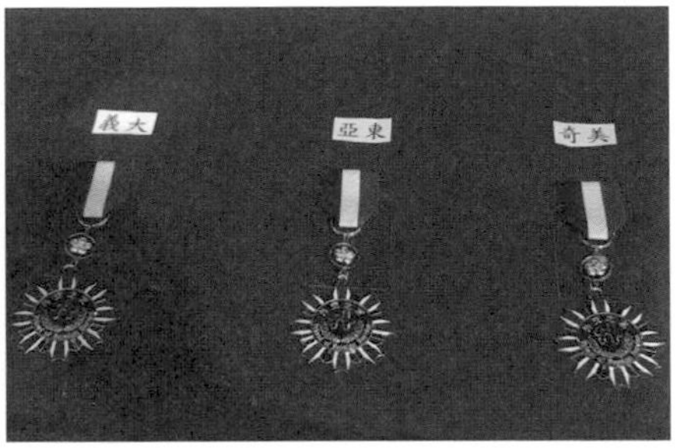

外交部頒發「外交之友貢獻獎」，以表彰義大醫院與杜元坤院長在醫療外交上的努力與貢獻。

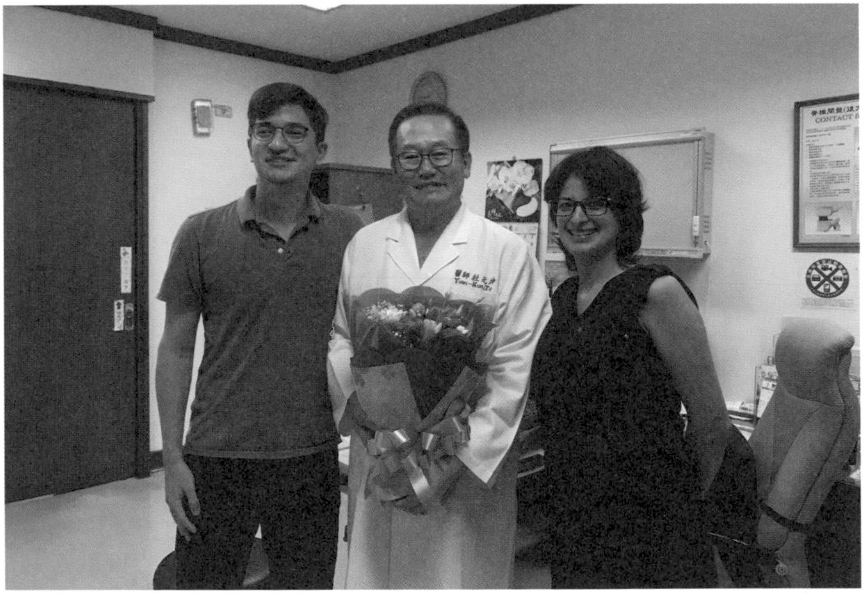

來自薩爾瓦多的國際醫學生（左），因意外而脊椎受傷，杜元坤院長免費為他開刀，恢復健康也順利完成學業。

本頁照片／杜元坤提供

給的「外交之友貢獻獎」。

不論是拜訪薩爾瓦多或海地，杜元坤都是親自領軍，「一方面，我是真的想要幫助這些國家，另一方面，我自認反應快，如果有什麼突發狀況，不會有人比我更知道該如何隨機應變。」杜元坤說。

但杜元坤也坦言，義大醫院雖然對薩爾瓦多與海地這兩個國家，投入相當多心力，究竟能對當地醫療環境帶來多少改變，他其實心存問號。這兩個國家的共同點，就是政局不穩定、民不聊生，對於海外的援助，又視為理所當然，不好好珍惜。

像杜元坤第三次拜訪薩爾瓦多時就發現，之前捐贈的超音波掃描儀使用後沒有好好清潔，探頭沾染的凝膠都結塊，儀器可能因此提早報銷；至於海地的狀況更誇張，義大醫院捐贈的大批醫療設備全被搬到私人診所，骨釘骨板還遭電鑽破壞，讓杜元坤感到無奈。

「雖然無法改變大環境，但我們能做的，就是盡可能散播善念的種子。」杜元坤說，只要有一顆種子發芽成長，義大醫療團所付出的一切，就值得了。

05 踏出白色巨塔，向病人走去

瘦小的身軀、臉上布滿皺紋，一九七九年獲得諾貝爾和平獎的德蕾莎修女，有個堅強的信念，「全心主意為最貧苦的人服務」。

就讀臺北醫學院時，杜元坤曾看過一部關於德蕾莎修女的紀錄片，片中描述她當上修女後，被派到加爾各答的教會學校擔任教師，學生都來自富有家庭，但學校卻緊鄰著貧民窟，一牆之隔，兩個世界。看著滿街無助的痲瘋患者、乞丐、流浪孩童，德蕾莎修女決心走出高牆，成立了讓窮人得以善終的收容之家。

德蕾莎修女終其一生，都在幫助社會上被拋棄、漠視的弱勢族群，讓年輕的杜元坤深深為之感動，之後熱中到偏鄉行醫，為窮苦民眾義診，就是受到她的啟發。

還有另一個人物，也對杜元坤的行醫哲學影響很大，就是「非洲之父」史懷哲。

二十三歲修畢哲學、神學學位，二十四歲成為牧師，史懷哲在二十九歲那年，讀到一篇關於非洲地區民生疾苦的報導，於是他花了七年時間取得醫師資格，三十八歲前往非洲的叢林行醫。一九五二年獲頒諾貝爾和平獎，獎金也全數用來在非洲建造麻瘋病醫院。

效法史懷哲到非洲義診

出於對史懷哲的仰慕，杜元坤一直希望能追隨前人腳步到非洲行醫。二〇〇五年，當時擔任義大醫院副院長的他終於如願以償，向醫院請假，以私人身分跟著紅十字會的義診團，到東非國家坦尚尼亞行醫二十天。

只有親臨其境，才知道在非洲行醫有多辛苦。

坦尚尼亞的醫療環境落後，偏鄉地區甚至連簡陋的衛生所也沒有，義診團有時住在廢棄的野戰醫院，或自己搭帳篷。需要用水時，就到河邊打水。只是河邊常有動物出沒，打水時還需要有人拿獵槍一旁保護，打上來的水也不能馬上飲用，必須加入明礬淨化後才能喝。

而義診團每到一個駐點，就會找人騎著馬或驢子四下宣傳，需要看病的人自然就會聚過來。當地人多半以內科問題為主，大多是想拿免費藥，而且是一人看病，幫全家人拿藥，醫師若是藥給少了，還會不高興。

此次非洲義診結束前幾天，看診的帳篷內，有人送來一個盲腸炎發作的黑人小孩，高燒不退，需要緊急開刀。由於醫療資源匱乏，只能一切從簡，麻醉藥不足，只好半身麻醉，手術用的器械只用酒精簡單消毒，杜元坤就正式上刀。當時因為無法全身麻醉，病人痛得呼天搶地，但他也只能硬著頭皮，迅速完成手術。

第二天，杜元坤去安置病人的帳篷探視，裡面卻空無一人，他當下心頭一驚：「糟糕，難道我來非洲行醫，結果醫死人了？」此時翻譯往外一指，杜元坤探頭一看，前一天還痛得死去活來的病人，已經在草地上活蹦亂跳。

又忙又累卻開心的傻子

紅十字會的義診團聚集來自各國的醫師，大家都有滿腔的服務熱忱，不過，熱情有時候也會被潑冷水。曾有位同行的日本女醫師要幫孕婦檢查，對方居然拒絕，理由是孕婦認為女生比較笨，堅持要男醫師看診，讓這位女醫師大感不可思議。

義診結束，要離開坦尚尼亞時，海關人員扣下杜元坤隨身的所有底片，理由是：「不能讓我們國家落後的狀況公諸於世。」又看他身上的皮帶不錯，也要他卸下來充公，並沒有因為是義診團就給予禮遇。

杜元坤回憶那為期三週的義診，每天都是奇熱無比，既要看診，又要做衛教。往往一天忙下來，僅有晚間稍微喘口氣，一邊欣賞著無光害、星星又大又亮的夜空，一邊和義診團的同行夥伴分享白天工作，大家都感嘆：「怎麼會有像我們這麼傻的人！」話雖這麼說，問起以後是否還想到非洲義診，眾人仍異口同聲：「那是一定要的！」

「我們都可以坐在冷氣間舒舒服服看診，為什麼要跑來窮鄉僻壤行醫找麻煩？我想，像我們這樣的『傻子』，內心都有一種使命感，相信醫療的本質是服務他人，特別是那些我們服務不到、但是有需要的人，這是醫師這份工作賦予我們的使命。」杜元坤堅信。

哪裡有痛苦，我就去哪

二〇一〇年，杜元坤升任義大醫院院長，為了讓院內同仁也能體悟這份醫者的使命，從二〇一三年起，義大醫院便和國際外科學會合作，每年前往印尼的偏鄉義診，每年辦兩個梯次，一梯次七天，杜元坤自己每年也必定參加其中一個梯次。

義診地點主要透過當地的教會安排，可能是山上的村落，或是海邊的漁村，由於點與點之間距離很遠，都得靠拉車前往，團員每天起早趕晚，坐車坐得腰痠背痛，甚至還發生過車子爬不上坡，全員下車幫忙推車的趣事。

每天大概提供二百五十至三百人次的義診服務，以內科看診為主。跟外科相關的服務，像是清理傷口，並為孕婦做超音波檢查，有一些治療比較困難的病患，則安排後續轉診。像第一次義診時，遇到一位多發性腦癌的病人，由於在當地無法接受適當的治療，杜元坤就安排對方到台灣，接受加馬刀（Gamma Knife）放射手術。

義診團要順利完成任務，有賴全體成員的全心投入，除了醫師是馬拉松式看診，藥師每天要整理、清點藥品，一到義診現場，就要立刻布置一個行動藥局，即時提供藥品。

至二〇一八年止，義大醫院已前往印尼義診十次，除了義大的醫師，還有義守大學醫學系的學生，以及高雄醫學大學的醫師及波蘭幾家醫學院的醫師，義診團浩浩蕩蕩近六十人。足跡踏遍印尼各大偏鄉，包括峇里島周邊、搭船需要數小時的離島，島上不但沒有醫療機構，連簡易式醫療床、座椅都沒有，義診人員只能坐地上，甚至跪著為病患服務，不但展現視病猶親的體貼，對於隨行的學生來說，也是很好的教育現場。

從個人做義診，到帶著全院同仁共同參與，多年來，杜元坤總是樂當窮人的醫師，「哪裡有痛苦，我就去哪裡」是他不變的原則。他不諱言，外界常有人笑他傻，都已經位居院長高位，不享受人生，跑去偏鄉做義診，吃力又不討好，況且不見得能為當地的醫療環境帶來真正改變。

不過，就像德蕾莎修女和史懷哲，明知不可為而為之的精神，在最窮困的地區，杜元坤也貫徹著他的信念：「身為一名醫者，不管是站在什麼樣的位置，我們仍不能忘記，底層那些需要我們的人。」

給未來醫師的第三封信

面臨選科與專業訓練的態度

目前台灣的醫療訓練，經過醫學院五年到六年課程後，就進入PGY1或是PGY2的訓練課程，是讓年輕醫師跟著不同科的資深醫師學習、驗證、進步，及實際操作的大好機會。

一個沒有經過PGY臨床醫學洗禮的醫師，不可能成為一個好醫師。所有你從學校學到的知識，老師教導你的經驗，都要在這個時候驗證。很多醫師也是在經過不同科別的PGY洗禮後，選到適合一輩子行醫的科別。

以前選科，一般的刻板印象是，喜歡運動或運動細胞好的人選外科；喜歡念書、個性文靜的人適合選內科；女人緣好的人選婦產科；喜歡小孩又有耐心的人選小兒科；喜歡敲敲打打的人適合走骨科……

其實，這種刻板印象現在看來相當可笑。為什麼呢？

因為如果這個邏輯是對的，那是不是精神不正常的人就要去走精神科；五官漂亮的人就要去眼耳鼻喉科；帥哥美女就要去走皮膚科及美容外科……那請問，誰到大腸直腸科？難道是經常便秘或長痔瘡的人嗎？

面臨選科五大建議

所以針對選科的事，我有以下五項建議：

建議一：請教師長及學長姊，請他們提出建議。

根據你在*PGY的表現，師長和學長姊們比較能指出針對你個性所適合的科別。比如說，你在PGY的學習過程中，在急診表現得生龍活虎，那麼老師當然會建議你從事急診醫學科的工作；也或許你在外科的PGY表現良好，除了體力過人，上刀的技術也獲得肯定，那麼就會偏向於建議你走外科。

建議二：選擇你在臨床工作上喜歡的那一科。

這是一個兼具理性與感性的選擇，有些人因為家裡長輩罹患癌症，所以想選擇腫瘤科；有些人則是因為家長是某些次專科的醫師，所以希望跟著長輩腳步前進，走同一個專科。其實，也有不少年輕醫師，就是因為長輩在其次專科的表現太好，反而想選不同的科別，以免壓力太大。

所以，我才會說，選科是兼具理性與感性。信不信由你，有不少人為了選科，還請家長去廟裡求籤問佛。

建議三：市場導向。

在整個醫療市場上，有很多科別格外辛苦，就像我們常說的，「內外婦兒急，是五大皆空科」，如果你不願意行醫生涯承受那麼大的壓力，就必須選擇比較不必去面對生命抉擇的科別。

相反地，如果你的個性本來就喜歡挑戰，而且立志行醫時，就是希望從事這種最困難的救人工作。那麼恭喜你，可以選擇大家比較不敢選的科，而且有很大的發揮空間。

建議四：參考父母親的希望和看法。

我們從小受到父母親的栽培，所以他們對我們的期許與人生規畫都是出於一片善意，而且基於父母的人生經驗，可以提出比較符合醫療現實的選擇參考。

註　即不分科住院醫師，全稱為 Post-Graduated Year，簡稱 P.G.Y.。

建議五：在基礎醫學與臨床醫學之間選擇。

很多優秀的年輕醫師未必想投入臨床醫學，反而對學術研究有興趣，那麼我建議，醫學系畢業後，再繼續攻讀研究所博士班，或出國進修，這樣子你所得到的成就，就會在學術上被肯定。反之，對基礎醫學研究沒興趣，只想從事臨床醫學工作，那麼在ＰＧＹ後，就可直接投入住院醫師的職場訓練。

還有一種人，想兼具臨床、學術與基礎研究的醫師。我非常鼓勵這類年輕醫師，不只要找醫學中心級的醫院接受專科訓練，更要找一位好的指導教授，因為如果你要同時兼顧基礎與臨床，就不能浪費任何時間，把握所有珍貴的學習機會，然後全力以赴。台灣醫學界的醫師教授，有不少人兼具基礎研究與臨床醫學服務且都表現良好，年輕醫師應以他們為典範，努力向尖端醫學邁進。

專科訓練四大經驗分享

談到專科的訓練，這是一個在你的行醫過程中最重要，而且最寶貴的學習過程。在台灣一般專科的訓練，從三年到六年不等。沒有任何好的醫學訓練是輕鬆的，反之，你認為非常辛苦，近乎非人性的訓練，卻通常是最扎實、最有用的訓練。

以我本身為例，外科系及骨科的訓練，就是每天不停的查房、開刀、值班、跟診、寫病例、做研究、晨會做簡報……還要知道主治醫師的脾性與習慣，不要去踩不應該踩的紅線。

專科訓練也是一個訓練你與人溝通，甚至可以說是察言觀色的一種訓練。如何適當地對資深教授表達學習意願，並適時展現出能力，還必須應付同儕住院醫師之間的競爭，這種內外煎熬的苦日子，實非常人所能想像。

我常引用德國知名哲學家尼采的話，來鼓勵正在接受專科訓練的年輕醫師，尼采說：「其實人跟樹是一樣，越是嚮往高處的陽光，它的根就越要伸向黑暗的地底。」為了以後在醫療現場對得起病人，對得起自己的良心，刻苦的訓練和近乎暗不見天日的辛苦過程，的確是我們行醫者必須背的十字架。

不過即使專科醫師的訓練過程非常辛苦，我還是想分享給大家幾個建議：

一、善於發現別人（包括師長）的優點，並轉化為自己長處，你就會成為聰明人。善於把握人生的機遇，並轉化成自己的機遇，你就會成為優秀的醫者。很多資深醫師，是用非常寶貴的經驗來教我們，這些經驗可能是他們當年付出痛苦的代價才獲得，如果年輕醫師能學到他們的真髓與精神，那麼就不會再重蹈覆轍，也是病人之福。

二、當住院醫師的過程中，不管你做什麼事，對病人做什麼治療，總是會遇到令人沮喪的時候。例如，當你做了一些不是很熟練的治療步驟時，病人或家屬會抱怨，「你應該是實習醫生，把我當成實驗品吧！」若是出了一些醫療糾紛，病人及家屬更會投訴你：「你有醫師執照、也是醫師，為什麼會做得那麼不好？」有時候，當我們做了正確的臨床處置後，病人與家屬卻可能質疑：「你又不是主治醫師，我們不相信你。」

上述這些令人失望的狀況，每天都在各醫院與醫師身邊發生。我能給大家的忠告就是：一切依照醫療的常規SOP；凡事精準的記載在病歷內；並盡職的向主治醫師報告病人狀況。如果能夠做到上述三點，那麼很多不必要的醫療投訴與糾紛，就會迎刃而解。

三、要適當的運動、休閒、結交好朋友與閱讀。再次強調，這是從事醫療訓練工作時，最好的精神糧食。即使只是找個長輩或同事訴苦，或多或少都可以減輕你的壓力。記住，你在大學時代建立的關係與生活興趣，不論是運動、溝通技巧、音樂與藝術的陶冶，在這個時候就可發揮最大作用。

四、心裡要永遠懷抱著希望與夢想。不管多麼辛苦的訓練與學習，時間總會悄悄過去，專科醫師的證照也會與你越來越近。千萬記得，醫師這個行業本來就需要扎實的訓練，經過一番努力後，你將會是一個救人濟世、醫術高超的好醫師。

我謹以此，與正在辛苦的接受專科醫師訓練的各位年輕醫師們共勉。

第四部
鹽的人生哲學

沒有病人，就沒有醫師存在的必要，
我們的價值，其實來自於解決病人的痛苦。

——杜元坤

01 高雄鄉下的五星醫院

二〇〇四年四月十五日，坐落在高雄縣燕巢鄉（編按：二〇〇九年高雄縣市合併，現為高雄市燕巢區）的義大醫院開幕。

鋼鐵業起家、義联集團董事長林義守曾經罹患肝癌，做了換肝手術，在鬼門關前走了一遭，他發願要蓋「一所最好的醫院」，便在一片荒蕪的田園中，蓋起這所五星級的醫院。

義大醫院從動土到開幕，其實外界都不太看好，不少人挖苦：「燕巢這種鳥不生蛋的地方，怎麼會有傻瓜來蓋醫院？」

如今，來到義大醫院的，盡是開車從交流道下來就醫的民眾，還有不少人扶老攜幼遠從外縣市過來。院內除了五星級的硬體，醫術高明的醫師才是讓病人絡繹不絕的關鍵，一字排開的醫師陣容中，最具號召力的金字招牌，自然非杜元坤莫屬。

帶領「杜家軍」南下打天下

杜元坤在長庚醫院前後待了近二十年，離開的主因在於醫療理念與院方扞格不入。

在杜元坤的心裡，「病人最大」，別人認為沒救的病人，他也願意收。但院方認為，他做了太多沒必要的治療，影響醫院營運成本，雙方時有口角，爭執到最後，長官訓他：「你不要以為自己很厲害，那麼多病人看的還是長庚醫院這塊招牌。」

杜元坤反駁：「病人是為了找我看病，才會來長庚醫院。」因為立場不同難有共識，最後總是不歡而散。

這些都被當時的整形外科主任陳宏基看在眼底，有天便對杜元坤說：「既然你在長庚醫院這麼不開心，要不要跟我去南部打天下？」

「南部的哪家醫院？」杜元坤問。

「叫『義大醫院』，還沒蓋好，我們可以重新開始。」陳宏基答。

「還沒蓋好？可以信得過嗎？」杜元坤語氣難掩懷疑。

在陳宏基的安排下，杜元坤還是與董事長林義守見了一面，林義守打聽過杜元坤的薪水，願意給他雙倍，但他更在乎的卻是「自由」。

「我願意開一些在健保制度下可以幫醫院賺錢的刀，但也要請您同意，讓我做一些不會賺錢，但有意義的手術。」杜元坤強調。

林義守同意杜元坤的要求，雙方一拍即合。

杜元坤要離開長庚醫院的消息隨即傳開，很多人認為不可能，因為他是院內的當紅炸子雞，還是副院長的熱門人選，怎麼可能放棄已經打下的事業？

為了宣示離開的決心，杜元坤在院內的忘年會上，當著骨科大老面前說：「有志氣的話，就跟著我走，我帶你們去金銀島，挖到寶藏，大家同享；如果沒有寶藏，我養你們。」立刻引起現場騷動。

當時的長庚院長陳敏夫也表態慰留，但杜元坤心意已決，「我就是要證明，我的病人多，不是因為長庚醫院廟大，而是靠我自己的本事。」

而在杜元坤號召下，當時長庚骨科的十九名醫師，其中五名子弟兵隨他南下，等於走掉三分之一，而這支來自林口長庚的「杜家軍」，也成為義大醫院開院以來最堅強的團隊。

勇於打破醫界舊習

杜元坤是義大醫院第一任的骨科部部長，他二〇〇四年初就到職，醫院還未完工，閒不下來的杜元坤，就帶著長期合作的手術房助手徐德金，到高雄各大醫院開刀，讓人不可思議的是，他做這些手術不但分文未取，還自掏腰包付徐德金車馬費。

徐德金曾經問杜元坤，為什麼要做這些免費手術，他回答：「我們從事醫療工作，要有俠義之心。」

義大醫院正式開幕那天，手術室開始啟用，第一台手術就是由杜元坤操刀，這也是義大醫院的第一台顯微手術。

創院之初，杜元坤原是骨科主任，他指派子弟兵于尚文醫師負責脊椎、顏政佑醫師負責關節重建、馬景候醫師負責骨折外傷，高逢辰醫師則負責運動醫學。在他領軍下，義大骨科獲得病患好評，為了擴大服務的能量，骨科正式升級為骨科部，由杜元坤出任部長，底下分設脊椎、關節重建、骨折外傷、運動醫學等四大次專科，二〇一一年又成立手外科。

從住院醫師開始，杜元坤就不是乖乖牌，升上長庚外科部部長後，他有很多改革的想法，卻礙於施展空間有限，但來到全新的義大醫院後，更可以放手一搏。

首先，杜元坤打破台灣骨科因循多年的手術特權。

杜元坤解釋，外科界是師徒制，住院醫師跟著「老師」（指主治醫師以上的醫師）做手術，老師開什麼刀，學生就可以跟著開。弔詭的是，當學生通過專科醫師考試，成為主治醫師，可以獨當一面時，老師擅長的手術，他卻不能碰，只能去做那些不常見、困難度高、健保給付低，老師不太願意做的手術。

杜元坤對於這樣的陋習，相當不以為然，因此極力改革。在義大醫院的骨科，年輕的主治醫師只要想做的手術就可以爭取，完全不設限。另外，杜元坤給主治醫師五年時間，去摸索選擇自己想待的次專科，而且選定後，還是可以開其他專科的手術，這種開放作法，在台灣醫界可說是一大創舉。

創新晉升、薪資制度

至於主治醫師的晉升和薪資待遇，不同於醫界的慣例，杜元坤也大膽創新。舉例來說，每家醫院的主治醫師名額有限，總醫師就算拿到專科醫師的執照，也未必能留下來當主治醫師，通常還是得看老師、主任的意見；義大骨科的作法是名額不設限，由科內所有主治醫師一起投票決定，能否留下來晉升為主治醫師。因為採記名投票，為了避免有人揣摩上意，杜元坤刻意排在最後一個投票。

薪資方面，也打破金字塔式的作法，骨科部的所有收入，根據工作表現合理分配，不再是少數人拿走大部分報酬，所以義大骨科主治醫師的薪資也高於同業。

杜元坤認為，醫界重視資歷輩分，但很多「老師」功成名就後，往往就停止成長，甚至為了避免學生成為競爭者，設下諸多限制，固守自己的優勢。但杜元坤反而是不斷致力於手術的創新，每開拓出一個戰場，當發展成熟後，就留給學生經營，自己又去尋找新戰場。

義大骨科的另一大創新與特色，就是「國際化」。由於杜元坤的手術享譽國際，各國都有醫師前來義大醫院擔任研究醫師，除了看杜元坤手術，也要上台報告，接受批評。

為了培養並提升院內醫師國際化的能力，杜元坤用英文教學，骨科每週兩次的晨會，也一律以英文報告。這在台灣骨科界是首開先例，後來慈濟醫院、榮總也採類似作法。

學習慾旺盛，是杜元坤不斷成長的主因。他每次出國開會，都是實實在在地「開會」，除了自己演講的場次，其他時間都專心當個聽眾，連非他專業的講題，也會抱著吸收新知的心情全程聽完。而且會後隨即搭機返台，完全沒有任何「放鬆」行程。旁人看他，生活樂趣實在太少，只有他自己清楚，學習就是最大樂趣。

向副教授學習的教授

在美國進修就做過研究的杜元坤，到了義大醫院後，也想要學習如何組織團隊來推動研究計畫。自認沒有受過相關學術訓練的他，竟做出一件讓眾人跌破眼鏡的事——報考成功大學生物醫學工程學系博士班。

不同於學界，通常得具備博士學位，才能晉升教授。醫界只要在醫學中心教學，並且持續有ＳＣＩ論文發表，就有機會晉升為副教授、教授。

由於杜元坤於二〇〇七年報考成大時，已經是副教授資格，因此面試時被問到報考動機。他誠實以對：「我的目的不是為了學位，而是想跟著你們學習如何做研究。」

成功大學生物醫學工程學系是工學院，杜元坤考上後，還認真地和大學部學生一起修工學院學分。博士班第二年，杜元坤已經晉升為教授，但是有些研究所的老師還只是副教授，狀況變成副教授指導教授，難免有點尷尬，老師還對他說：「你已經是教授，可不可以不要念了？」

「我當然還是要念完。」杜元坤強調：「我跟著你們學習，你們就是我的老師，不會有任何問題。」

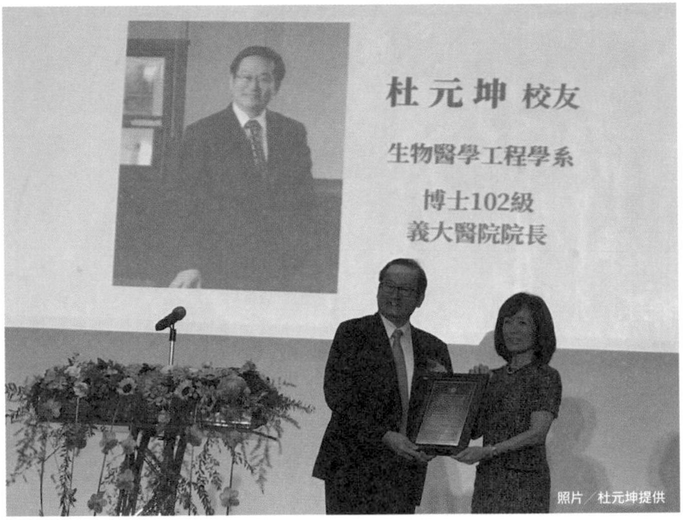

杜元坤（左）重回校園修習博士學位，期間發表的多篇論文受到國際肯定，獲頒成功大學「傑出校友獎」（右為校長蘇慧貞）。

目前在義大醫院週邊神經與復健研究室擔任研究員的蔡依蓉，是杜元坤的博士班學妹，因為一起上「醫學影像」這堂課而認識，由於杜元坤經常得從高雄趕去上課，常請蔡依蓉幫他占位子。

「跟多數學生一樣，我通常是挑靠教室門口的位子，但杜院長一定要坐前三排、靠中間的位子，我為了幫他占位子，只好跟他一起坐中間。」蔡依蓉笑道：「所以，我可以為杜院長的出席率作證，他除了出國開會，否則一定會來上課。」

期末考時，醫學影像這堂課除了需要寫程式，還必須上機Demo，同時回答老師的問題。蔡依蓉回憶，當時杜元坤先進去考試，考完出來還陪她坐在階梯上，提示老師會問的問題，「那時候他已經是醫院副院長，但是在校園裡，不論是對老師或同學，他都是客客氣氣，完全沒有架子。」

研發台灣人最適骨板、骨釘

在杜元坤的堅持下，他花了七年時間，在二〇一四年五月取得博士學位。他共寫了六篇博士論文，除了有一篇是世界首次使用類神經網路（Neural Network）來研究臂神經叢重建效果；另一篇關於健側頸七神經的論文，更獲得全球整形外科排名最高的期刊《PRS》（Plastic and Reconstructive Surgery）中所刊載的文獻研究所引用，該作者研究了七百多篇論文，給予杜元坤的論文極高評價。

為了表彰杜元坤在醫學上的成就，二〇一七年，成大還頒給他傑出校友獎。

杜元坤一向學以致用、即知即行。他就讀博士班第二年，就在義大醫院的育成中心創立「生物力學實驗室」，目前改名為「生醫工程實驗室」和「週邊神經與復健研究室」。之前在成功大學從事博士後研究的蕭志坤，有土木工程（結構與材料）背景，杜元坤借重他的專業，邀請擔任實驗室主持人，第一個研究計畫就是發展「杜氏骨釘骨板」。

過去台灣各大醫院骨科所用的骨板、骨釘都是從國外進口，這些內固定物原本是為西方人設計，用在東方人身上總是不夠吻合。因此，杜元坤還在長庚醫院時，就想過要為台灣人量身打造骨板、骨釘，只是當時還沒有足夠的研究資源，只好暫時作罷。

在義大醫院有了實驗室後，研究團隊花了三年時間，召募兩百四十位民眾，進行斷層掃描，以建構國人骨骼影像資料庫系統，再取其中最大公約數，研發適用於台灣人的骨板、骨釘，並獲得專利，即「杜氏骨釘骨板」。

辛苦研發出來的成果，杜元坤授權給民間廠商生產，不收一毛錢的權利金，只有一個條件：就是價格必須符合健保給付的標準，讓窮人也用得起優質的骨釘、骨板。這，也正是杜元坤投入研發的初衷。

用大數據讓復健也能個人化

而週邊神經與復健研究室，是針對臂神經叢重建手術後的恢復狀況，進行評估和訓練。相較於一般外科手術，臂神經叢手術除了不容易立竿見影，病人手術後是否有進步，能達到什麼程度也沒有客觀標準。杜元坤念了工學院的博士班後，把數學量化的概念，帶進術後效果的評估。

病人回診時，會先在診間進行初階的測試，如果恢復得不錯，也願意進行為時三小時的測試，就會安排到實驗室，透過儀器檢測病人的手臂在不同角度下的使力狀態。術後的恢復狀態，不再只是籠統的「感覺」，而是有具體的數據為依據。

以這些數據結合受傷的類型、手術方式、接受手術的時間周期與復健方式，先建立資料庫，之後還可以利用人工智慧運算，為病人量身規畫適合的手術、復健計畫，以達到最理想的恢復效果。

蕭志坤透露，實驗室裡的儀器動輒幾百萬元，為了做好研究，杜元坤還自掏腰包添購。而且杜元坤白天看診、手術工作繁忙，便和研究團隊利用週四晚間十點到十二點的時段開會，「不可思議的是，他來實驗室開會時，總是神采奕奕，完全不顯疲態。」

杜元坤對研究的熱情，也感染了蕭志坤和蔡依蓉，即使週四開會到半夜，隔天早上七點十五分的晨會，他們也都準時出席。「做研究不能閉門造車，必須和臨床保持接觸，做出來的研究才能真正符合病人的需求。」蔡依蓉強調。

還清家中九千萬債務

除了帶領義大醫院骨科部，杜元坤回南部到義大醫院的另一個原因，就是要解決家裡龐大的債務。

從小衣食無虞，杜元坤從未對家中的財務傷過腦筋。怎麼也沒料到，父親過世後，母親才向他揭露，家中財產所剩無幾，還欠下九千萬元債務。杜元坤不敢置信。原來父親晚年因為糖尿病纏身，事業幾乎全數停擺，旗下七、八家公司早已不再運作，而母親又受人慫恿投資錯誤，虧損後又去信託貸款，債務越滾越大。

面對九千萬元的債務，身為家中長子，杜元坤責無旁貸。他自知，光靠當醫師的薪水，只夠支付貸款，若要還清家中債務，就必須處置父親所留下來的資產，包括公司、房子、土地等。

舉例來說，杜元坤父親曾在台南市區蓋了一幢七層樓透天厝，原本打算留給兒子開業，後來因故作罷，房子就一直閒置。為了還債，杜元坤決心賣掉這棟房子。只是買家知道他有債務壓力，故意壓低價錢。杜元坤沉住氣，不急於出手，先重新裝潢房子，再請朋友出面賣屋，最後比之前被砍的買價，還多賣了兩千多萬元。

至於其他公司，杜元坤也善用相同的「包裝」之道，提升公司價值，再找買家。他逐一出清，而所有處分資產的所得，都用來還債。

「賣公司時，要和等著領退休金的『老臣』談遣散；賣土地時，要與掮客周旋。我只是個醫師，哪裡懂這些，只好硬著頭皮一件件處理。」杜元坤透露，他前後花了十二年，和弟弟、妹妹合作下，才終於還清負債。

自杜元坤到高雄後所做的每件事情，不論是領軍義大醫院的骨科部、攻讀成大生物醫學工程學系博士班，或是償還家中龐大的債務……，對一般人來說，能夠完成其中一件事都屬不易，杜元坤卻一一做到，而且為了替醫院衝業績，平日還有大量的門診和手術，能力和毅力都非常人所能企及。

杜元坤深信，人的潛力無窮，只要設定目標，一路堅持做下去，最終一定會有所成就，而他就是最好的示範。

02 住在醫院的院長

每個星期，杜元坤有三天做手術、三天看門診，加上滿檔的會議、演講，每個月還要到澎湖義診，曾經有人質疑：「這樣他哪有時間管理醫院？」

杜元坤的答案很簡單：「因為我就住在醫院。」

每天早上，杜元坤五點起床、六點查房，展開一天的工作，直到夜闌人靜，才回到院長室，開始處理桌上堆疊如山的公文。他通常會在午夜前看完公文，接下來不是讀書，就是看論文。直到凌晨一點，才進院長室邊間的床上休息。然後，又是五點起床，日復一日。

杜元坤平均每天只睡四個小時，因為他把睡覺視為浪費時間的事，「睡得太早，我對不起病人；起得太晚，我對不起學生。」

從二〇一〇年四月十五日接下院長一職，至今八年多，這就是杜元坤每一天的生活寫照。除非有外出行程，否則一天二十四小時，杜元坤在醫院工作，也在醫院生活。說他「拋妻棄子」，也不以為意，「我一年只回家一趟，就是除夕夜那晚，我會回去發紅包。」

什麼樣的原因，讓他以醫院為家，而且全年不打烊？

從地方醫院躍升國際醫學中心

杜元坤還在長庚醫院時，已經被視為副院長的熱門人選，當他跳槽到義大醫院時，不少人問他：「難道不覺得可惜？」杜元坤的回答很簡單：「只要把事情做好，哪裡都有機會。」二〇〇七年，杜元坤來義大醫院第三年，就升上副院長。「其實，我還沒當上副院長前，就已經扮演類似的角色。」杜元坤透露。

義大醫院首任院長陳宏基是杜元坤當年的長庚同事，為人寬厚，但要管理一家新成立的醫院，成員來自各路人馬，有時候難免指揮不動，需要一個「黑臉」來幫襯使力。杜元坤和他有舊識之誼，領導風格又偏向強勢，自然而然受到倚賴，協助推動院內政策。

正式當上副院長後，不論是醫院的重大決策、政令宣導，或對外的重要會議，杜元坤都會親自參與，幾年下來，也累積不少醫院行政的經驗。因此，陳宏基任期屆滿，力薦的接班人就是杜元坤。

消息一傳開，免不了出現反彈聲浪，有人認為杜元坤只會做手術，不懂管理；也有人擔憂他衝太快，對醫院的長遠發展不是好事。不過，董事長林義守最後裁決，還是由杜元坤接掌院長一職。

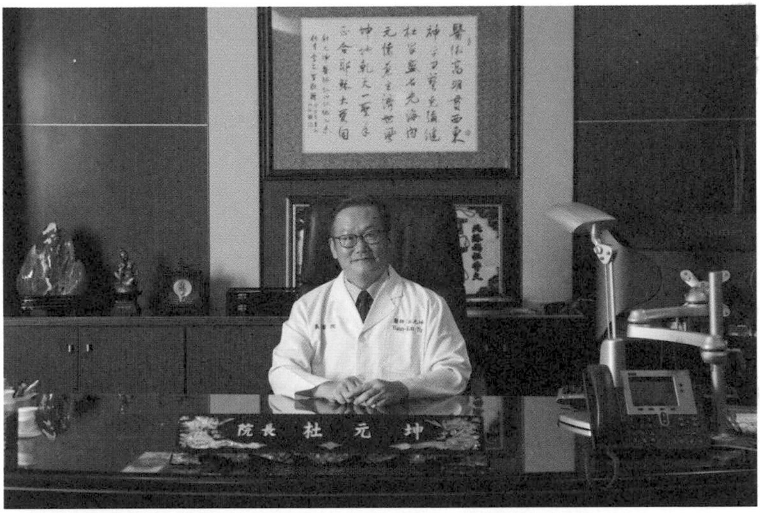

杜元坤升任義大醫院院長八年多來在醫院工作，也在醫院生活。

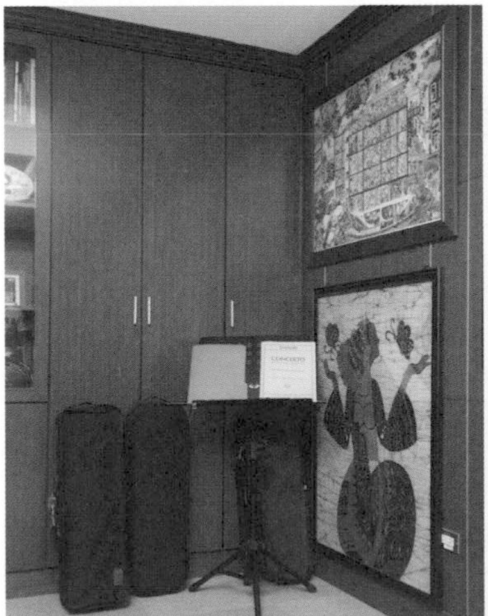

院長室角落擺放的譜架，方便杜元坤夜闌人靜時隨時練琴。

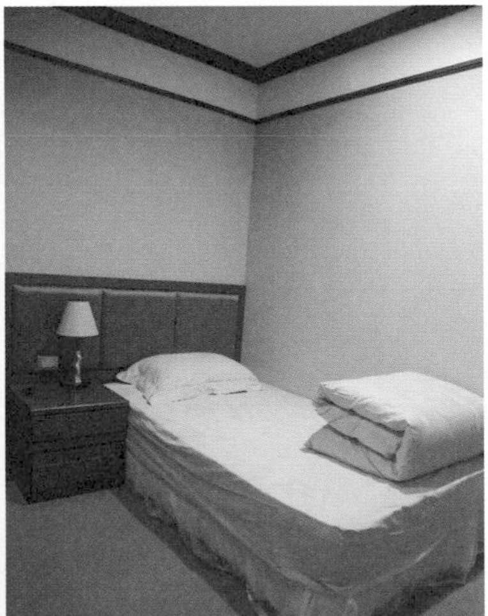

院長室旁的小房間簡樸整齊，杜元坤每晚就在此稍作歇息。

本頁攝影／蘇鈺涵

杜元坤認為，敢做敢衝，使命必達，是自己獲得青睞的主要原因，加上他不在外頭兼差，也不拿廠商回扣，兩手乾乾淨淨，林義守才放心把醫院交給他。事實證明，杜元坤確實不負使命，不到十年，就把義大醫院打造成南台灣數一數二的醫學重鎮。

台灣現有十九家醫學中心，義大醫院成立之初，也是以醫學中心為目標，由於醫院等級會影響健保給付，即使義大醫院多次爭取，要從區域醫院升格為醫學中心，衛福部始終未鬆口。直到二〇一七年，義大醫院才升格為「準醫學中心」。

「沒關係，衛福部不讓義大醫院成為醫學中心，我們就當國際醫學中心！」杜元坤自信滿滿地說。

杜元坤還在擔任副院長時，就開始推動台灣醫界二〇〇六年所引進的*ＪＣＩ國際醫院評鑑（Joint Commission International Hospital Accreditation），除了提升院內的醫療水準符合國際規格，同時為了準備評鑑，全院上下有了共同目標，更有助於化解派系、安定內部。在全院的努力下，義大醫院二〇〇八年初次通過ＪＣＩ國際醫院評鑑後，接連二〇一一、一四、一七年，每三年一次，連續三屆通過ＪＣＩ國際醫院、國際醫學中心評鑑。

開放式管理各憑本事

隨著義大醫院名氣越來越響亮，逐漸出現床位不足問題。有時候一般病房的病人，還得向癌症病房「借床」，接受安寧治療的病人的情緒難免會受到影響。為了區分不同類型的病人，二〇一五年義大醫療集團新增義大癌治療醫院，為了服務高雄市區的民眾，隔年又成立義大大昌分院。

身為義大醫院院長，以及「義大醫療決策委員會」的主任委員，杜元坤在義大醫療版圖的拓展上，也扮演著關鍵性角色，不論是與政府機關開會，或與地方勢力斡旋，都發揮他在醫術之外，擅於溝通協調的能力。

至於內部管理上，由於院內的專科太多，不可能都自己親力親為，杜元坤的作法是，在每一科找出有能力的「領頭羊」，將權力下放，重大事務再由他決策即可。

為了挑選合適的「領頭羊」，杜元坤會先找來每個專科的「一哥」聊聊，之後再找「二哥」，為了不影響這些醫師們的臨床工作，每次談話時間控制在十五分鐘內，除了了解該科狀況、人心走向，也同時評估「一哥」的領導統御能力，以及「二哥」是否有接棒的潛力，做為未來人事規畫的參考。

另外，每個專科都會想爭取更好的資源、更多的病人，身為院長的杜元坤，必須站在醫院的高度來思考、下判斷。以大腸癌的治療為例，一般外科、大腸直腸肛門科都可以做，所以這兩科就會爭病人。但杜元坤要求公平競爭，任何一科都不准向病人說對方壞話，再以病人滿意度來評判。半年後，兩科的滿意度都提高。結果證明，大家都能做，讓病人自

註 JCI，即美國國際聯合委員會（Joint Commission International）縮寫，位於美國芝加哥，主要提供除美國以外全球各地自願接受認證的醫院進行認證，代表醫院服務和醫院管理的最高水準。

己決定找哪一科，才是對醫院最好的作法。

另外，炙手可熱的睡眠治療，包括神經內科、耳鼻喉科、胸腔科、牙科等，都想搶這隻金雞母，但又不能四科都成立睡眠中心。為了避免厚此薄彼，杜元坤讓這四科輪流加入經營團隊，各憑本事，看誰能掌握主導權。

杜元坤不諱言，在台灣醫界會有些大老「占地為王」，不准年輕醫師做他們擅長的領域，導致後繼無人。因此，他採取開放的管理策略，要以實力見真章，如此一來，新血有機會冒出頭，對病人也是好事，還能為醫院的永續經營扎根。

用音樂、色彩柔化醫院印象

每個星期一上午十點，青年鋼琴家李尚軒就會來到義大醫院，坐在大廳的三角鋼琴前演奏一小時。

李尚軒原本是位自閉症的孩子，從嬰兒時期就展露對音樂的興趣，母親便引導他學習鋼琴。二〇一二年一月，他在淡水漁人碼頭的福容大飯店表演時，正好杜元坤在場，兩人因此結緣。

後來李尚軒舉行鋼琴獨奏會，杜元坤不但送花籃致賀，還親自到場聆聽。之後，杜元坤便邀請他到義大醫院義演，對方也欣然接受。從此，李尚軒成為義大鋼琴演奏的固定班底，以優美的琴音撫慰現場的病患與家屬。

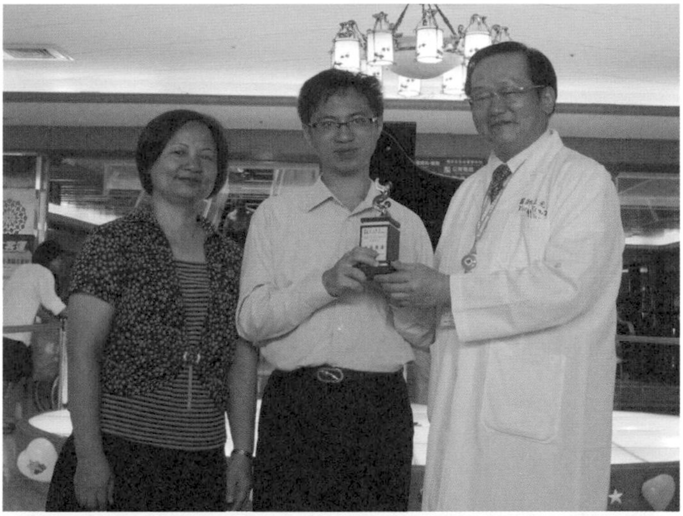

青年音樂家李尚軒（中）在杜元坤（右）邀請下，定期會在義大醫院以溫柔的琴聲撫慰人心（左為李母）。

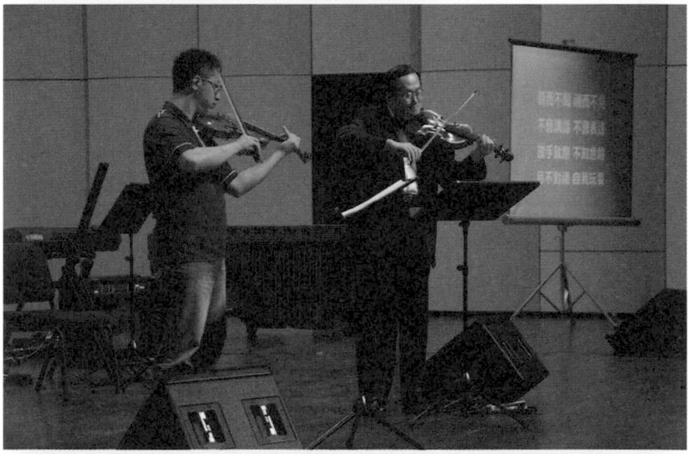

多才多藝的李尚軒（左）與杜元坤（右）表演雙小提琴合奏。

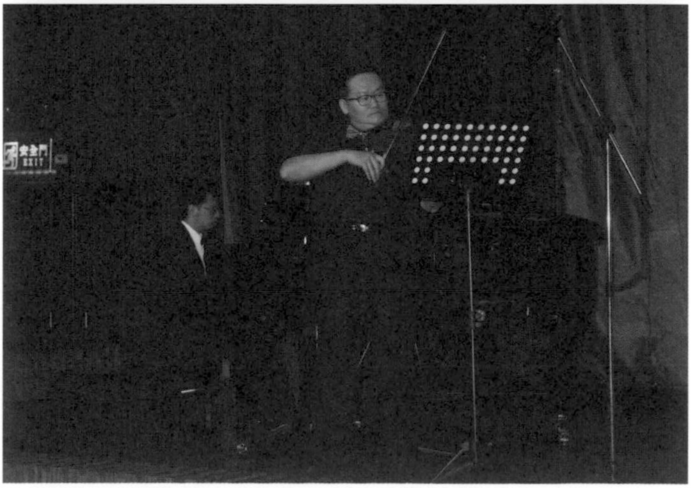

杜元坤（右）與二〇一八年十二月剛奪下國際身障鋼琴大賽金牌的李尚軒（左）登台合奏。

本頁照片／杜元坤提供

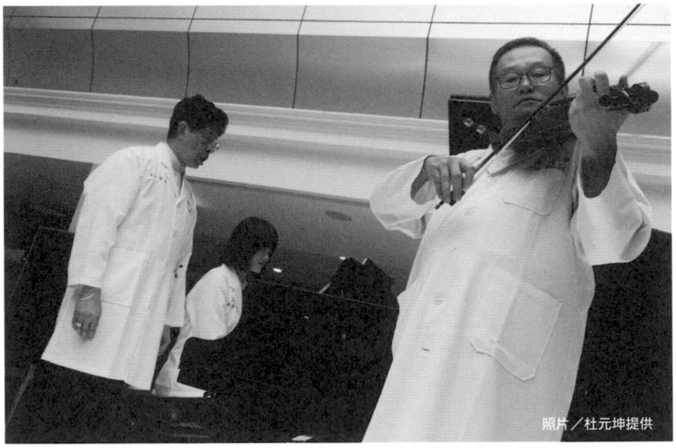

義大醫院每年一度的院慶音樂會，杜元坤（右）與院內醫師親自上場演出。

「一般人到醫院看病，通常心情會煩躁不安，但義大醫院在大廳擺上鋼琴，在固定時段有專人表演，就是希望帶來安定情緒的效果。」杜元坤說，當年首開鋼琴演奏的先河，還帶動了其他醫院仿效的風潮。

除了用音樂撫慰病人的心情，義大醫院的建材也選用暖色系，營造溫暖氛圍。甚至杜元坤還提出建議，一般護理師改穿粉紅色，急診室護理師穿藍色，有權為病人開藥的專科護理師穿紫色，加護病房護理師穿花色。除了改變護理師的制服顏色，原本護理人員要戴著護士帽，杜元坤也一併取消。

此例一出，引起諸多討論，台灣護理界大老甚至還發函給義大醫院，希望他們能謹守「白衣天使」的傳統，穿白衣、戴護士帽。杜元坤以法律中並無明文規定護理人員的穿著，加以回絕。沒想到，此舉也引起各大醫院競相效尤。

在醫院管理上，杜元坤堪稱「點子王」，正好義大醫院也是家新醫院，給了他很多發揮創意的空間。不過，他最愛的，始終還是手術，也占去他最多時間和心力。

自創脊椎重建手術新流派

二〇一六年五月二十六日，義大醫院脊椎神經重建微創中心揭牌成立，算是杜元坤發展脊椎重建手術的重要里程碑。位於義大癌治療醫院五樓的脊椎神經重建微創中心，除了強調傷口小、恢復快的脊椎微創技術，由於與一般門診區隔開，也提供病人一個私密的看診空間。

揭牌當天，院方也安排一位癱瘓病人現身說法，杜元坤為他做脊椎重建手術後，已經可以站起來，吸引不少媒體的報導。

來義大醫院前，杜元坤的主力放在臂神經叢手術，後來他發現，光是處理臂神經叢還不夠，有些病人的問題必須由脊椎來解決，「在台灣醫界，做臂神經叢手術的醫師不處理脊椎神經，做脊椎手術的醫師則不處理臂神經叢，導致病人手術效果不佳，所以我決定將兩者整合為一，自創流派。」

說起脊椎重建手術，杜元坤仍然是靠自學而成。他先把書念通，接著改良原來的手術，做起來更加迅速俐落，效果也更好。

杜元坤對於手術的熱忱，長年追隨他的開刀房專責護理師徐德金，感受特別深刻。

徐德金原是林口長庚醫院當院區駐警衛，一九九一年，院長張昭雄突發其想，將這一批警衛調去當開刀房助手，經過三個月的訓練，徐德金被分配到外傷科，由於杜元坤的手術最多，他們經常配合，培養出深厚的革命情感。

直到杜元坤南下到義大醫院任職，徐德金也一路跟著。兩人至今（二〇一八年）已經合作長達二十七年，杜元坤在開刀房內的任何一個眼神、一個動作，許德金都能馬上反應，配合得天衣無縫。

杜元坤曾告訴徐德金：「人只要不進步，就會掉下來。」這種自我警惕，正是他在手術上不斷精進的一大動力。

「在骨科，如果換個人工關節，一個多小時就能做完，但是這種手術沒有難度，院長不做。」徐德金說：「院長專挑最困難、沒人要做的手術，往往一做就是十二小時、十六小時，而且全程貫注，越做精神越好。」

設個管師協助病人術後復健

隨著杜元坤脊椎重建手術越做越多，他發現，癱瘓病人術後的進步狀況，就像是股票走勢圖，整體雖然呈現向上走勢，但過程中時好時壞，難免會影響復健的決心。為了讓病人出院後，有一個持續互動的窗口，便從二〇一七年起，由專科護理師楊淑媛轉為個案管理師，專責服務神經重建的病人。

「很多癱瘓病人，之前都已經不抱希望，但找到院長後，便重燃起希望，但也因此有過高期待，以為做完手術就能大幅度恢復功能，卻不知道過程要付出多少代價。」楊淑媛坦言，只要進步不如預期，人就會變得脆弱，隨之也會出現各種負面情緒。

楊淑媛的手機裡，病人LINE給她的訊息形形色色：「為什麼我的腳還是沒有力氣？」「為什麼我的腳這麼麻？」「天氣一冷，我全身的神經就會好痛，怎麼辦？」「我好痛苦，我快撐不下了……」由於癱瘓病人特別敏感，為了避免對方胡思亂想，楊淑媛盡可能在最短時間回應，或解決困惑、安撫情緒，幾乎是全天候守護病人。

楊淑媛坦承，以前她總認為，醫護人員再怎麼視病如親，病人出院了，責任就應該交給家屬。如今，她的心態已經轉變，「當我聽到病人說，他們因為我的回覆，心裡變得舒服很多，或是復健時更認真，我才知道，自己一點點付出，對別人的幫助可以這麼大。」

因為和病人站在一起，看到他們腳趾頭會動了，甚至能夠站起來，楊淑媛內心的喜悅溢於言表，她說：「院長也好，整個醫療團隊也好，我們都是因為這份快樂，願意全心全力幫助病人。」

擘畫更遠大醫療夢想

從白天到深夜，一天忙碌的工作中，杜元坤最愛的還是手術，但是他暫時還不能放下院長的重擔與醫院管理，因為還有更大的願景有待實踐。

首先，就是繼續推動國際醫療。國際醫療一直是義大醫院的重要目標，然而，不論是價格資訊的透明化，或醫事行為的行銷、宣傳，法規仍有很多限制，做起來綁手綁腳。

杜元坤相信，隨著政策法規的鬆綁，義大醫院未來在國際醫療市場上，一定大有可為，

「目前在泰國、新加坡等地，國際醫療做得有聲有色的醫院裡面，有很多都是我的學生，沒道理我這個老師做不起來。」他豪氣地說。

其次，在高齡化趨勢中，要為病患及民眾提供個人化的ＶＩＰ健康管理諮詢，以及高規格的健檢套餐。

另外，要帶動院內的研究風氣，而且不是紙上談兵，是可以轉化為臨床應用的研究。

至於最讓杜元坤念茲在茲的，則是建立義大醫院的文化，「一家醫院經營超過十年，就必須要有自己的文化。」杜元坤強調：「我想塑造的醫院文化，是可以衝業績、有社會關懷，又具備藝術涵養。」

而他最終的願景，就是形成一個可以傳承的典範，「展現一家醫院可以從無到有，從有到富有，從富有到有內涵。」或許不難理解，杜元坤之願意以醫院為家，因為，這裡就是他錘鍊醫療理念的夢工廠。

03 醫學路上的破風手

早上七點十分，義大醫院十五樓的一號會議室，已經有不少骨科部的醫師陸續就座。每週二、五的晨會，是骨科部例行的重要會議，包括住院醫師、主治醫師、外國的研究醫師、護理人員、實驗室人員等，都必須全員到齊，除非有明確事由，一律不能缺席。

牆上的鐘，分針一指向七點十五分，晨會正式開始。每次晨會都會安排兩位醫師進行專題報告，而且全程都以英文進行。以骨科部近三十位醫師來算，每位醫師平均一個月會輪到一次，報告完畢後，報告的醫師還要接受在場醫師的提問與講評。

「在台灣醫界，這是一大創舉。」成大醫院退休、二〇一六年才來義大醫院任職的學術副院長周一鳴坦言，要求全體醫師用英文流利報告、從容應答，其實很不容易，但杜元坤對此相當堅持，非這麼做才能達成國際化的目標。

當年輕醫師上台報告時，坐在會議室最後方的杜元坤，除了專心聆聽，也不時用眼光掃瞄其他聽講的醫師，誰危襟正坐，誰打混摸魚，全都了然於心。

平時在院內行走，遇到同仁都和藹可親的杜元坤，在骨科晨會上，神情特別嚴肅，骨科部是他親自統率的「杜家軍」，所有要求一律不能打折，「七點十五分的會議，誰敢遲到一分鐘，我一定會罵人。」杜元坤說。

杜元坤對學生有很高的期許，「我常對他們說，我是拜老鼠為師，自己花很多時間才摸索出該怎麼開刀，學生們現在跟著我學，少走很多冤枉路，所以未來的表現一定要比我更好！」

因材施教不藏私

相較於其他行業，醫師這一行有個很大的特色，就是特別重視傳承。

「醫學臨床教育分好幾個階段，每個時期都會受到前輩的教導和指點，也同時必須教導與指點後輩。」杜元坤舉例，「當實習醫師時，會有住院醫師來教你，而你必須去教見習醫師；當你成為住院醫師，會有主治醫師、總醫師來教你，而你也有義務去教實習醫師……」

不論是診斷、治療、做手術、照顧病人，或應對緊急狀況等，各種臨床工作所需具備的知識和經驗，都是靠前輩帶後輩的方式傳承，尤其是住院醫師階段，老師的影響最是重大。

如果跟隨的老師教學不藏私，甚至期許學生青出於藍，學生的成長也會很順利；相對的，如果老師不熱中教學，或擔心學生會成為競爭對手而留一手，那學生也學不到什麼本

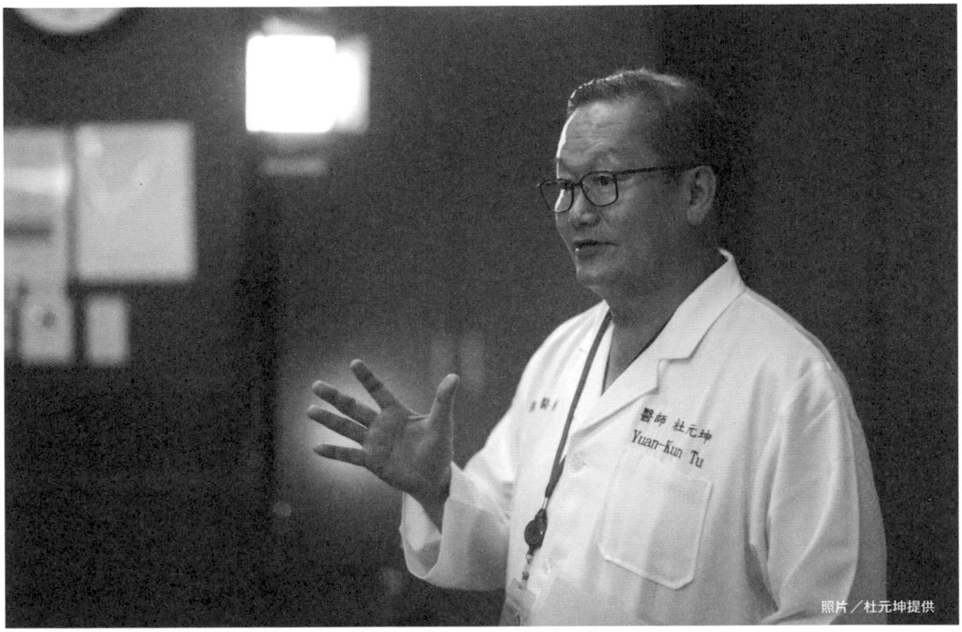

總是充滿高能量的杜元坤，除了是個醫師、慈善家，更是個受學生愛戴的教育家。

事，日後發展有限。

杜元坤認為，在教學時，除了醫術，也要傳承醫師工作的理念和熱忱，「老師的教學方式，會影響學生對醫師這份工作的觀感，日後又影響他的學生。所以，教學工作真的很重要。」

身為教育者，杜元坤在教學上有幾個特色：首先，就是因材施教，如果學生清楚表明，未來不想走骨科，甚至不想走外科，就不會談太多骨科的東西，而是談別的主題。

目前擔任義大大昌醫院內科副院長的許家彰，在長庚醫院當實習醫師時就跟著杜元坤，他告訴杜元坤，自己未來規畫是走內科，「開刀時，我就放古典音樂給他聽，聊很多音樂方面的知識，時隔二十年，我們又在義大醫院遇到，他還記得我當年教他認識巴哈、莫札特有什麼不同。」杜元坤說。

對於已經立定志向要走骨科的醫師（通常是住院醫師第二、第三年），杜元坤就會採「緊迫盯人」的策略——盯著學生把手術做完、把病歷寫完，隨時追蹤學生的學習狀況，確認交辦的功課是否做到。

像有一位住院醫師，因為在晨會中報告的投影片上有英文字拼錯，杜元坤一眼就看到了。隔天，又碰到這名住院醫師時，馬上要對方當場再拼一次，這位住院醫師是拼對了，但杜元坤又問：「你知道這個手術技術是何時開始的？」對方一時語塞，杜元坤說：「你最好趕緊查清楚，因為我下次一定會再問你。」

雖然杜元坤要求嚴格，但年輕醫師都喜歡跟著他學習，理由很簡單，就是他有料，可以學到東西，因此還在長庚時，便曾經連續三年獲得「最佳教學醫師」。

問題越多，成就越大

杜元坤本身是「非典型」的骨科醫師，他的學生除了要學骨科手術，也要會接血管、接神經，「他們未來可以走自己的路，但是我會『逼』他們現在一定要多學，才不會日後有需要時，遺憾自己學太少。」

另外，杜元坤很鼓勵學生發問，相信「問題越多，成就越大」。學生們也學乖，如果不提出問題，就會被反問問題，所以「提問」是他門下弟子的基本訓練。

「學生提出問題時，只要不是當面吐槽，我都會好好跟他討論。」杜元坤說，曾有位外籍研究醫師頗有見解，有時候在巡視病房時，會當場用英文提出質疑，杜元坤就跟對方說：「你有意見很好，但是先等我們查完病房，可以來場辯論。」

如果學生說得有理，即使身為老師的杜元坤也會接受。曾經有位病人手術後喘個不停，杜元坤考慮是不是要幫病人補充電解質時，住院醫師卻認為，可能是脂肪栓塞的問題。杜元坤一聽，覺得有道理，馬上安排病人進行肺部掃描，發現確有脂肪栓塞現象，隨即調整治療方式，大幅改善病人的狀況。

相處亦師亦友更像兄弟

從長庚醫院到義大醫院，不論是跟著他學開刀的住院醫師，或已經是主治醫師、還來向他取經的研究醫師，杜元坤教過的學生不計其數，桃李滿天下。

目前擔任義大癌治療醫院外科副院長的顏政佑，就是杜元坤在林口長庚時第一代的研究醫師，跟著學習顯微手術，也見證杜元坤當年的風光和遭到排擠。

後來，顏政佑離開長庚，在中壢一家中級醫院任職，薪水、自由度都不錯。不過，當昔日的老長官杜元坤向他招手，一起轉戰高雄義大時，顏政佑便決心追隨，成為義大骨科部的「開國元老」之一。

同是北醫校友的顏政佑，比杜元坤小五歲，在他眼中，杜元坤亦師亦友，也像是兄弟。當年杜元坤打橄欖球膝蓋受傷時，就是顏政佑為他開刀。對於這位後輩，杜元坤也相當提攜，像是顏政佑來到義大幾年後，便支持他出國學習肩關節鏡（編按：可治療旋轉肌袖破裂、五十肩等肩膀的問題），現在也成為義大骨科部的一大招牌。

顏政佑當了九年骨科部部長，之後由於義大癌治療醫院調整管理階層，杜元坤力薦他出任副院長一職，希望能讓他的視野更上一層樓。

身為杜元坤最資深的學生，顏政佑最欽佩的就是他的工作態度：「醫界有太多聰明人，正因為聰明，通常會避開吃力不討好的事，而院長是極端聰明的人，他卻願意投入像臂神經叢這一類做起來困難、病人恢復又慢的手術，這一點真的非常難得可貴。」

懂得從垃圾中找黃金

除了顏政佑，當年在長庚跟隨杜元坤學習，後來也跟著下高雄的學生，還有外傷骨科馬景候。

中國醫藥大學醫學系畢業的馬景候，因為家裡背景的關係，選擇走骨科。馬景候透露，他當住院醫師時，最熱門的領域是脊椎、關節，除了健保給付好，這一類治療都可以採預約制度，比較沒有壓力。相較之下，常駐急診室、隨時都在處理突發狀況的外傷科，則是「冷灶」。

馬景候不諱言，做脊椎、關節的老師把優秀的學生都挑走了，耐操型的他則跟著做外傷骨科的杜元坤，「不過，老師也跟我說，要懂得從垃圾中找黃金，把沒人要做的手術發揚光大。」

隨著醫療技術日新月異，加上創傷治療的觀念也在改變。原本只求功能性的恢復，到傷口的美觀也得納入考量，外傷骨科翻轉為顯學，由於杜元坤來到義大醫院後，致力發展臂神經叢手術，就把外傷這一塊交由馬景候經營。

像杜元坤曾任國際骨折內固定研究學會（AO Foundation，簡稱 AO）的重要教授級講師，他除了將 AO 的教育體系導入義大醫院骨科，也把馬景候帶進 AO 當講師，教學相長，更加精進他的專業水平。

馬景候在擔任 AO 講師時，發現國外有很多固定器品質很好，但是價格太貴，加上健保不給付，國內一般病人用不起。提出想法後，在杜元坤的支持下，找來義守大學醫工所的老師合作，研發出外固定骨板系統，取名為「杜馬氏骨板」，以近乎免費的方式，提供義大醫院的病人使用。

跟隨杜元坤二十年，馬景候認為自己獲得的最大啟發，就是用「企劃案」的概念來思考病人的治療：「每個病人狀況都不一樣，必須為他們量身打造最適合的治療方案，像外傷的突發狀況多，還要準備好幾個替代方案，以備不急之需。」

不怕學太多，只怕學不完

來到義大醫院後，杜元坤集中火力發展臂神經叢手術，因此，這段時期收的學生，主要也是跟著學習臂神經叢手術。

義大大昌醫院骨科主任曾梓銘，高雄人，長庚大學醫學系畢業後，因為家鄉父老告訴他，義大醫院有位很特別的院長，他想要一探究竟，就過來當住院醫師。

「我看院長做臂神經叢手術，做起來辛苦，效果無法立竿見影，還要花很多時間做後續的溝通，但他卻甘之若飴。」曾梓銘透露，自己也因此受到感召，投入臂神經叢手術的學習。

根據曾梓銘的觀察，杜元坤在手術上的要求，近乎「龜毛」，每次開會檢討個案時，看起來已經是做到相當完善的手術，都還是有辦法找出可以再改進的地方。在教學上，杜元坤則是完全不藏私。「有些老師會怕你學太多，杜院長則是恨不得把所有本事都教給你，就怕你學不完而已。」

「不過，院長最讓我佩服的是，他對病人的好。」曾梓銘舉例，不管杜元坤手術做得再晚，一定會到病房去看病人。每天都有二、三十名住院病人，記憶超好的他，對每位病人都瞭若指掌。若是病人有狀況，底下醫師沒有及時回報就會生氣。

「院長即使出國開會，心裡也都惦記著病人，隨時用通訊軟體與院內保持聯絡，像有些顯微手術，人在國外的他會請學生拍照，如果角度、光線不對，就得一直拍到讓他滿意為止。」曾梓銘說。

曾梓銘本身也善於溝通，加上受到杜元坤影響，更用心與病人互動溝通。二〇一六年十月，以社區醫院為定位的大昌分院成立，杜元坤看重曾梓銘「人和」的特質，便安排他到大昌醫院服務在地鄉親。

不斷改善、精進術式

義大醫院骨科部骨顯微科主任鍾子駿，也是從住院醫師時期，就跟著杜元坤做手術。他自中國醫藥大學醫學系畢業後，因為對骨科特別有興趣，就向學長們打聽有哪些值得追隨的老師，其中，杜元坤獲得很高評價，也促成他來到義大醫院。

「院長是個充滿創造力的醫師。」鍾子駿指出，像他們在做很多接血管、接神經的顯微手術，多數醫師都會按照既定步驟進行，因此時間會拉得很長。但杜元坤勇於打破傳統，不斷改善術式，縮減冗餘動作，達到「手術要快、流血要少」的結果。「院長下刀前，都會在白板上畫圖說明手術的作法，看他每次都胸有成竹，事先可能演練不下十至二十次了。」鍾子駿說。

鍾子駿觀察，通常已經是院長級的醫師，會選擇做一些容易做、醫療糾紛少、健保給付比較高的手術，但杜元坤卻選擇做臂神經叢手術，「神經又多又細，而且附近都有重要的血管，困難度很高。這一類手術健保給付卻比換關節還少，只能說院長的出發點是想要幫助病人的使命感。」

杜元坤好學的態度，對學生也是很好的身教，「不管有多忙，他總是積極吸收最新的醫學知識，一有空就看書、讀論文。連老師都這麼好學，我們當學生的，也只好鞭策自己要努力。」鍾子駿笑道。

在杜元坤眼中，鍾子駿做手術的專注度很高，非常適合發展顯微手術。義大骨科部設立骨顯微科後，便提拔鍾子駿擔任科主任，看好他未來可以開創一片新天地。

喜歡挑戰困難的事

每當有人問杜元坤：「你的傳人是誰？」他總是呵呵笑道：「我發展的領域很多，每個領域都有傳人。」像骨外傷有馬景侯接棒，臂神經叢手術有曾梓銘、鍾子駿繼承，至於他近年著力甚多的脊椎重建手術，則打算交給目前還是總醫師的薛宇桓。

薛宇桓畢業於臺北醫學大學醫學系，之前在雙和醫院實習時，就讀義守大學中醫系的太太有一天打電話給他，說她聽了杜元坤演講，認為他很特別，值得追隨。於是薛宇桓接下來的ＰＧＹ一年，就選擇了義大醫院。

在ＰＧＹ那一年，薛宇桓特別排一個月到骨科部學習，因為很認同杜元坤的理念和作法，從住院醫師開始，就留在骨科部。不過，前兩年還是在一般骨科做訓練，累積骨科的基礎知識，直到第三、四年住院醫師（Ｒ３、Ｒ４）才有機會輪流進入杜元坤的團隊，跟著學習臂神經叢、脊椎重建手術。

期間，薛宇桓發現自己對這一類手術很感興趣，輪過幾次後，更下定決心向杜元坤拜師學習。「我想追隨院長的主要原因，是我們理念相近，都喜歡挑戰困難的事。」薛宇桓坦言。尤其這幾年杜元坤在做的脊椎癱瘓重建手術，過去幾乎沒什麼人在做，相關研究很少，做起來自然是困難重重，而且術後還要再等三到五年，才能見到效果。如果不是對醫師這份工作抱持信念，實在很難堅持下去。

「大部分功成名就的醫師，不免會停下衝刺的腳步，開始享受這份工作帶來的財富和地位。」但薛宇桓說，他想追求的則是不斷精進，不論是臨床、研究上，都能扮演先驅者，而杜元坤無疑就是他最好的角色典範（Role Model）。

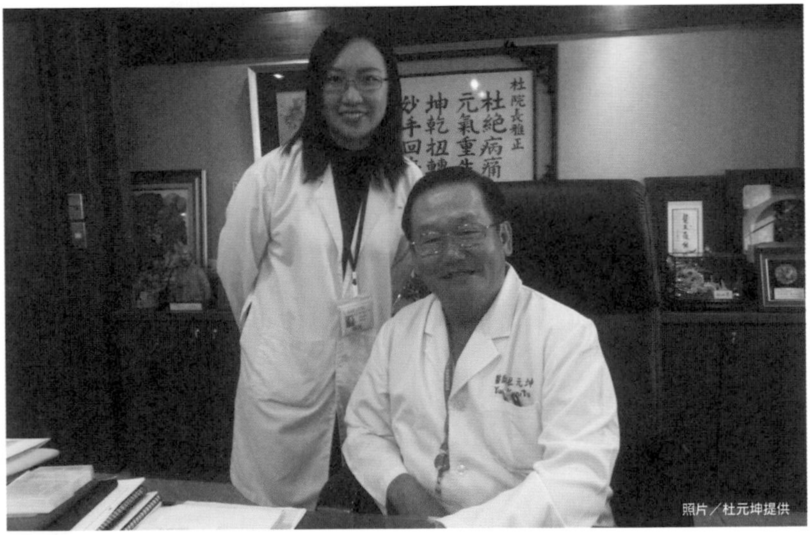

照片／杜元坤提供

新加坡中央醫院手外科主任陳筱雯也曾是杜元坤的研究醫師，至今仍會不定期回義大醫院進修。

期待外國學生開枝散葉

杜元坤盛名遠播，除了台灣學生慕名而來，也有很多海外的研究醫師前來義大醫院取經，平均一年有二十五到三十位研究醫師提出申請，但他通常只收四至五名，對象除了必須是主治醫師，還要有大師級的醫師推薦，「我必須管控人選，免得對方日後打著我的名號，在國外亂做手術。」

事實上，國際骨科界流行這麼一句話：「最危險的動物，就是看過杜元坤做手術的人。」

杜元坤解釋，「這些研究醫師來台灣看過我的手術，就覺得做手術很容易，回到自己國家後，什麼都想做、什麼都敢做，實際操刀後那一刻，才發現沒那麼簡單。」

像前陣子有位韓國的女性研究醫師，回國後的第二台手術就出了狀況，趕緊向杜元坤求救，才順利化解危機，也對老師的醫術，更是大大的服氣。

很多向杜元坤學習過的研究醫師，後來發展都很不錯。曾有三位印尼的研究醫師向他學會顯微手術後，在印尼當地靠著做手術，賺了不少錢。不過，他們雖然學到杜元坤的醫術，卻沒能繼承他幫助窮苦病人的信念，讓他頗感惋惜。

還有位泰國籍的研究醫師，之前常挨杜元坤罵。沒想到，回泰國後成了知名教授，不但手術做得好，還寫不少書。有一天，師生倆在泰國相見，對方還對杜元坤說：「我只要遇到困難，就想到你之前罵我的樣子，提醒自己不能怠惰。」

提起教導這些研究醫師的種種，杜元坤深深希望，能透過他們讓自己的醫術在國際開枝散葉，「世界上有太多需要幫助的人，但我無法分身到每個角落，而這些研究醫師就是我的分身，藉由我傳給他們的醫術，可以去幫助那些有需要的人。」

不當衝線手，樂當破風手

在杜元坤的院長室中，掛著一幅字，大大一個「鹽」字，下方寫著：「世人只說菜好吃、肉好吃。若沒有鹽，無論山珍海味都不好吃，卻無人說鹽好吃。醫生為人治病，不求名聞利養，就是學鹽的精神。」這也是杜元坤從醫以來，不斷力行的醫道。

從骨外傷、顯微手術、到臂神經叢手術、脊椎重建手術，杜元坤幾乎都是靠自己從荊棘中劈出一條路，然後把寬敞的大道，交給他栽培的後輩醫師。

這樣的無私精神，他舉了一個例子：在自行車競賽中，有一個重要的角色，破風手。破風手騎在車隊的最前端，負責降低風阻，為後方的衝線手保留體力，直到終點前二百至三百公尺處，才由衝線手最後衝刺。

在醫學這條路上，杜元坤衝刺了多年，外人看他是衝線手，其實他把自己定位成破風手。讓身後每一位有潛力的學生，最後都能超越他，創造輝煌的成就，是他這位破風手最大的心願。

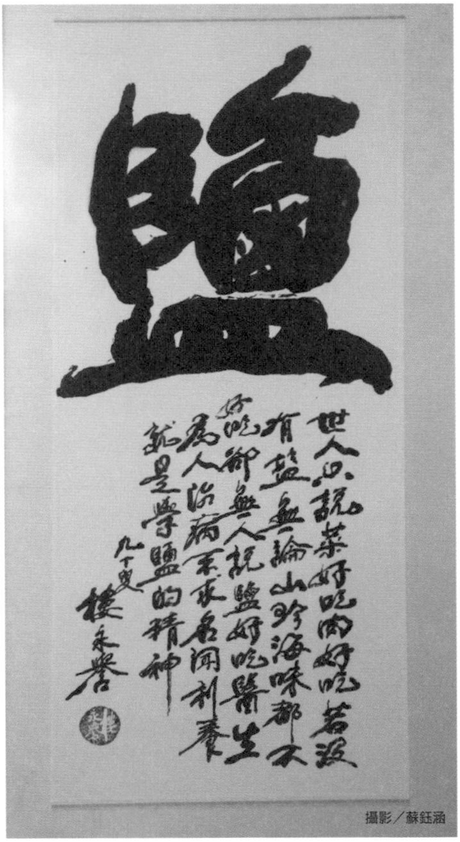

「鹽的精神」，也道盡杜元坤身為醫師的行醫哲學。

04 莫忘白袍初心

二〇一五年五月，杜元坤到法國巴黎大學附設醫院演講。在他上台前，主辦單位刻意安排另一場演講，談的是以機器手臂（達文西）進行杜元坤接著要談的臂神經叢手術。

輪到杜元坤開講，他對現場聽眾說明手術，強調：「這是我用『雙手』做的，究竟誰（指機器手臂）比較快，要現場測試才知道。」當時的主持人反應很快：「所以你願意跟機器手臂比賽嗎？」向來不服輸的杜元坤回道：「有何不可？」只是他當時還有別的行程，便約定兩個月後比賽。

七月底，杜元坤又飛到法國，實現承諾與機器手臂比賽縫合血管。結果他十七分鐘完成，機器手臂則花了近三十分鐘。原本杜元坤還沾沾自喜，這場「超級人類大戰機器手臂」的比賽，是由人類獲勝，但事後，他重看了當時的錄影畫面，卻嚇出一身冷汗。

「機器手臂真正進行血管縫合的時間，只有十分鐘，其他多出來的時間是相關人員在安裝機器人。」杜元坤坦言，如果只比縫合的速度，即使像他這麼老練的醫師，也不敵機器手臂的快速。

這次「比賽」經驗，給了杜元坤很大的省思：以科技發展的速度，在可預期的未來，當機器手臂動手術比人類更快、更精準，醫師可與之抗衡的優勢，就是擁有一顆視病猶親的「白袍之心」。

醫師的價值來自病人

很少有醫師能夠像杜元坤，把「視病猶親」四個字，發揮得如此淋漓盡致。

在診間，他與高齡的阿公、阿嬤閒話家常，和孩子打成一片；在開刀房，他為了達成病人期待的功能改善，願意花十幾個小時做一台手術；對於經濟困難的病人，他私下提供營養費，還給予醫藥費上最大的方便；對於先天手指殘缺的孩子，他以腳趾移植重建手指，還送小提琴、幫忙找老師，讓孩子透過學琴訓練新的手指；在澎湖花嶼，他自掏腰包捐贈健康照護車……。

「沒有病人，就沒有醫師存在的必要。我們的價值，其實來自於解決病人的痛苦。」杜元坤如是說。

杜元坤幫助病人，有當下的付出，也有長遠的規畫。當他還在長庚醫院做臂神經叢手術時，就遇到一個問題：病人術後效果很難有客觀標準，有人做完認為效果很好，也有人認為效果不好。然而，當病人詢問手術時，身為負責任的醫師，有義務提出具體的成功率，於是他想到可以把數學量化的概念，帶進手術效果的評估中。

來到義大醫院後，他百忙之中仍抽時間去成大念研究所；之後便開始籌組實驗室；一方面研發適用台灣病人的骨釘、骨板；另一方面添購先進設備，檢測病人術後恢復狀況，化為數據後，輸入資料庫，再結合病人其他資訊，經過ＡＩ人工智慧的運算，他就可以根據病人的狀況，具體評估術後的成果，便於病人事先安排術後的生活，甚至包括適合從事的工作類型。

「如此一來，所謂的『治癒』，就不再只是醫師主觀認為『我治好了』，而是病人真正能獲得的改善。」杜元坤強調。

在開發ＡＩ系統的同時，他又因為從事脊椎重建手術，發現癱瘓病人的復原期間拉得很長，關鍵就在於神經細胞長得很慢，於是他又投入幹細胞的研究，希望能以手術結合幹細胞治療，加快病人恢復功能的速度。

「讓每個病人抱著期待而來，帶著希望與溫暖離去，就是我最大的心願。」杜元坤感性地說。

讓安寧病人走得無憾

杜元坤向來習於「打破高牆」，為了幫助病人達成心願，甚至不惜挑戰醫學倫理，為接受安寧治療的病人做手術。

曾經有個十二歲的男童，因為脊椎罹患骨肉瘤，只要一躺下，腫瘤就會壓迫到神經，極其疼痛。所以，男童都只能坐著，不能躺下。當大人對說他，以後會去當天使時，他就說：「你看過駝背的天使嗎？」甚至他還告訴杜元坤，自己上網查過，沒有九十度可以坐著的棺材。

在有限的生命中，男童唯一的心願，就是希望能夠躺平。

為了完成男童心願，就要為他切除腫瘤。問題是，若手術切除「全部」腫瘤就必須全身麻醉，勢必要插管，但病人已經接受安寧治療，第一項原則就是不能插管。那該怎麼辦？

杜元坤後來採取局部麻醉方式，用內視鏡為病人割除「部分」腫瘤，由於局部麻醉的時間通常是三十分鐘，因此開刀時必須動作非常快，並與清醒的病人保持確認，將腫瘤切除到他可以躺下的程度。手術結果相當順利，而病童也一償可以平躺的心願，終於看到「天花板」。

幾個月後，杜元坤在法國開會時，晚上輾轉難眠，彷彿之間看到男童，還對他說：「醫生爺爺，我去當天使了。」沒多久，他就接到通知，病人已經過世的消息。

另外，診間也曾有一名十八歲的大男生，聲稱自己因為騎摩託車，導致兩邊臂神經叢受傷。由於這種狀況相當罕見，檢查後發現，竟然是淋巴癌。由於癌細胞已經侵蝕到病人的臂神經叢，導致手臂抬不起來，根據腫瘤科醫師診斷，病人只有三到六個月的生命。

這個單親大男生其實有個心願，就是希望可以擁抱相依為命的母親。為了完成病人願望，杜元坤決意為他做臂神經叢手術。

由於是為安寧病人動刀，臂神經叢手術需要全身麻醉，杜元坤又再次遇到不能插管的難題。他這次採用「完全清醒無止血帶局部麻醉」的方式，這是一個近七、八年才開始風行的術式，在病人局部麻醉下進行手術。

開刀過程中，病人處於清醒狀態，杜元坤要一直和他說話，同步確認神經接合的效果。手術完成後，病人兩邊的肩膀、手臂、手指都有反應。至於杜元坤，則因為一邊開刀，還要一邊說話，全身是汗。

為了這兩場手術，杜元坤必須事先提交醫院內的倫理委員會，並進行答辯，解釋為何要為活不到六個月的病人動手術。對他來說，即使救不了性命，只要讓病人走得無憾，就是件值得的事。

遇無理病人的反思

面對病人，杜元坤總是盡心盡力付出，甚至犧牲與家人相處的時間，不過，即使如此，有時還是遇到「真心換絕情」的狀況。

有些被杜元坤醫好的病人，非但不感恩，反而上法院提告。

曾有一位女性病人，因為感情糾紛割腕自殺，杜元坤為她處理好傷口後，對方為了申請殘障手冊，要求他開證明。但杜元坤專業認定，並無達到殘障的認定標準而拒絕，沒想到病人便以醫療措施不當，提出告訴。

還有一位病人和男友吵架時，失控打破玻璃，玻璃碎片割傷神經和血管，她先到義大醫院的整形外科治療，術後兩個月，手的功能仍未完全恢復，就來找杜元坤。

當時女病人得到的答案是，這種狀況通常要術後三個月後，再來進行新治療，建議再等一個月。只是這位女病人等不及，跑到別家醫院開刀，效果不彰。結果，她不但告了那位醫師，連杜元坤也一起告，理由是杜元坤沒有積極為她治療。

杜元坤坦言，當醫師的前幾年，每每遇到這種無妄之災，也曾經氣憤到半夜睡不著，捫心自問：「是否值得對病人這麼好？」然而，第二天，當他看到新的病人，又會告訴自己，不應該遷怒，畢竟病人是無辜的。隨著心態的調整，他現在已經不再被這類醫病糾紛，影響行醫的信念。

「如果是法律問題，就交由法律處理，」杜元坤強調：「我只要思考三件事：第一、我是否對得起自己的良心？第二、我是否對得起病人及家屬？第三、我是否對得起老天？只要這三個答案都是肯定的，我就問心無愧。」

時時不忘醫師的初心

在杜元坤的辦公室裡，放著一座希波克拉底（Hippocratic，西元前四六〇年至前三七〇年）的半身雕像，他是古希臘伯里克利時代的醫師，被譽為西方「醫學之父」。每位醫學系的學生畢業時，都必須宣讀「希波克拉底誓詞」（Hippocratic Oath），從此正式進入醫療的殿堂。

我鄭重地保證自己要奉獻一切為人類服務。
我將要給我的師長應有的崇敬及感戴；
我將要憑我的良心和尊嚴從事醫業；
病人的健康應為我的首要的顧念；
我將要尊重所寄託給我的秘密；
我將要盡我的力量維護醫業的榮譽和高尚的傳統；
我的同業應視為我的手足；
我將不容許有任何宗教、國籍、種族、政見或地位的考慮介於我的職責和病人間；
我將要盡可能地維護人的生命，自從受胎時起；
即使在威脅之下，我將不運用我的醫學知識去違反人道。
我鄭重地、自主地並且以我的人格宣誓以上的約定。

——希波克拉底誓詞

「這份誓詞告訴我們，醫師是一個需要使命感的工作，需要你不斷學習、不斷奉獻，而且還要不求回報。」杜元坤這樣解讀。他坦言，剛從醫學院畢業時，對於誓詞的內涵並沒有深刻感受，正式進入醫院服務後，日復一日接觸病人，看到病人因為他的治療而獲得新生，成就感油然而生，這才漸漸體會醫療工作的價值與真諦。

「我相信，每位醫師一開始都有這份『初心』，只是後來可能因為挫折而消磨，或是受誘惑而變質。但我很幸運的是，一路走來，即使遭遇各種考驗，對病人的那份心，始終不曾改變。」

正因為不忘初衷，對杜元坤而言，「身為醫師，就是世上最快樂的工作！」

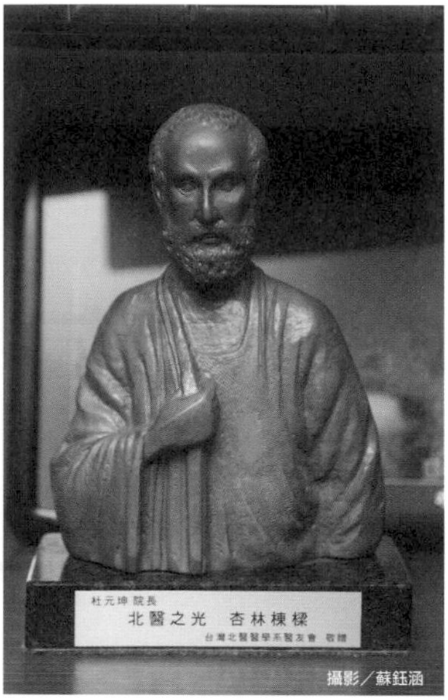

攝影／蘇鈺涵

辦公室內的希波克拉底半身像，也時時提醒著杜元坤勿忘白袍初心。

給未來醫師的第四封信

我適合開業、或留在醫院？

當年輕的醫師們完成扎實的畢業後ＰＧＹ學習過程與實習訓練的洗禮，以及緊接下來的臨床住院專科醫師訓練後，大部分的人會參加各次專科醫師考試，獲得專科醫師執照，成為一位專科醫師。

接著就面臨一個比當初選科時，更需要智慧判斷的抉擇，那就是：我應該留在大醫院、中小型醫院，或是自行開業？

這個問題不易回答，因為牽涉到很多因素，包括：你的次專科別；接受訓練的大型教學醫院是否有主治醫師缺額？人生規畫與興趣；經濟狀況與社會經驗；喜歡的生活模式；從醫地區的生態；喜歡回到故鄉行醫或到都會區尋找落腳行醫之處（例如：北漂青年）；家庭狀況（包括父母、夫妻關係，孩子的教育問題）對你的影響；是否有助學貸款要還？是否想到國內外進修，甚至再去唸研究所，在學術研究上發展；或者取得碩士，博士學位？或是希望留在教學醫院，取得講師、助理教授、副教授、甚至教授資格？

接下來，我就針對目前台灣醫療體系的現況和我個人的看法，提供年輕世代的醫師參考。

台灣的醫療院所體系，大致而言，可以分為下列五大類：

第一類：各鄉鎮市的衛生所。

第二類：診所。

第三類：地區型醫院。

第四類：區域級醫院。

第五類：醫學中心及準醫學中心。

鄉鎮市衛生所：站在基礎醫療第一線

在台灣的醫療體系與發展中，各鄉鎮市的衛生所一直扮演非常重要的角色。除了可能是該鄉鎮市唯一提供醫療院所服務的機構，在一般都會區也提供公共衛生及民眾服務，更配合政府相關部門政策的執行。

這些公衛政策的推動與執行，範圍非常廣泛，包括民眾的衛生教育、預防醫學、疫苗施打、生育計畫、傳染病防治、病媒蚊蟲撲滅計畫、癌症篩選、子宮頸抹片檢查、乳癌早期檢查、肝癌防治、轉診系統建立、民眾家庭訪視，以及社區整體健康營造等。

位於偏遠山區離島的衛生所，更一直扮演偏鄉守護神的角色，舉凡內外婦兒急症、眼耳口鼻皮膚病、神經失調、精神耗弱、社區防疫除蟲、安排轉診會診，以及貧窮孤苦老人的長期照護工作，都是衛生所醫護人員的重責大任。

所以，到底要具備什麼資格，才能到各鄉鎮市衛生所服務呢？

一般來說，當一個醫師接受完整教學醫院專科訓練後，有些公費生必須依照當年考上公費醫學系的簽約內容，配合政府規定下鄉服務。另外有一些志願到鄉鎮衛生所服務，是出自於自己對山地偏鄉地區的感情，奉獻心力服務弱勢族群及醫療缺乏區域的居民。

我對於這些辛苦奉獻、兢兢業業的衛生所基層醫師，打從心底非常佩服！因為他們用自己的實際行動，完成在台灣醫療系統裡面最基礎也最辛苦的工作。

在各鄉鎮市衛生所服務的醫師，當然日後也可能有其他發展升遷，像是到政府的公共衛生行政系統擔任主管機關官員。因為這些醫師對於第一線民眾的需求瞭若指掌，所以日後也可以在公共衛生領域發揮最大功能。

診所：以開業醫師次專科為主

這一類，也就是我們俗稱的開業醫師。私人開業的診所醫師，絕大多數都已經在大型教學醫院接受完成完整的專科醫師訓練。甚至很多都是各大醫院的主任、甚至是教授級醫師，選擇離開大醫院，開設個人診所，或和幾位志同道合的醫師開設聯合執業診所，以自己的醫療專業繼續服務病人。

大致而言，有些適合獨立開業診所的次專科，例如：皮膚科、一般內科、家庭醫學科、耳鼻喉科、眼科、美容外科、小兒科、復健科、骨科、神經內科、中醫、牙科。目前台灣的診所，較大多數是以內兒科專科為主，另外加上如復健骨科，及皮膚、眼耳鼻喉科的開業診所為次多的專科。

選擇自行開業的原因與動機很多元，無法一言以蔽之。有些人不喜歡在大醫院忍受沉重的學術要求與論文壓力，所以選擇自行開業。也有些醫師則是有自己想法，想要開立有專科特色的診所，服務特殊病友族群。

雖然開診所可以在自己的經營控制下發揮特色，不像在大醫院發展自己專長時，可能受到醫療行政或管理階層的掣肘，不過，經營一家診所實非易事。

因為當一個醫師在診所執業時，必須負起所有責任，包括建立診所員工的信賴感，維持與病人及醫療同業良好人際關係，還需要自負盈虧、具備成本概念，妥善處理醫療糾紛，聯繫大醫院雙向溝通，接受適當的醫師繼續教育，並參與完善醫療體系轉診系統。

近年來，政府極力推動轉診制度及分級醫療，診所醫師在其中扮演的角色至關重要。所以年輕醫師應該要了解，身為一個診所的醫師，並非過著閒雲野鶴的生活，相反地，他們也是非常忙碌的醫療工作者。

地區型醫院：在地醫療急先鋒，積極轉型變身

先談談台灣的地區醫院是如何形成與經營呢？目前很多地區型醫院，都是地方上少數幾家頗具規模的家族醫院，或是教會醫院、宗教醫院。長久以來，擔任各地區的醫療守護天使，服務範圍很廣，從外科手術到孕婦生產、急診救命到門診服務、一般的內科服務到洗腎、心導管、支架、胃鏡檢查，無所不包，幾近全能。

在台灣的一九六〇至八〇年代，肩負各地區醫療服務的重責大任。這些台灣各地的醫療急先鋒，大多有很強的外科醫師團隊，以及有婦產科，或內科系、小兒科專家級的醫師駐診。舉凡外傷、刀砍、槍彈射傷、中風、頭部外傷、高血壓、心臟病、糖尿病，流行感冒甚或肺炎，民眾都可在地區醫院獲得夠水準的治療。

地區醫院雖然深得病患信任，但自一九八〇年代以後，大型財團醫院如雨後春筍般設立。病人因為就醫的方便性、可近性，與大型醫院能夠提供最新的醫療儀器設備，加上服務的科別齊全，常常一窩蜂往大型醫院跑。面對醫療市場的競爭及變

遷，原先肩負醫療重任的中小型地區醫院，紛紛轉型求生存。

目前台灣的地區型醫院，大致可以分為以下三種類型：

類型①一般綜合型。有些地區醫院仍維持一般綜合型的服務模式，但採取較為保守及安全的經營模式。例如，提供多種專科服務，但不再包山包海，有些醫院著重洗腎、高血壓慢性疾病、骨科復健，或是兒婦專科。

依據台灣衛生福利部規定，地區醫院未必要有提供急診或是重症的服務。所以，地區醫院逐漸減少收治急重症或需要加護病房的病患。不過，也有些一般綜合型地區醫院，因為位在偏遠地區，鄰近沒有更大型的醫院提供急重症服務，醫師們秉持著良心和醫德，仍提供急重症及加護病房的服務。（我個人便非常敬佩這些偏鄉的地區醫院！）

類型②專科特色型。這是近年來醫療市場上新成立的地區醫院類型，這些專科醫院以外科系為主，提供像是神經外科、骨外科、婦產科與減重美容科等專業服務。

這些專科型地區醫院的服務醫師，本來都是在教學醫院頗具知名度的教授級，或是主任級醫師，特定的病人族群來源非常穩定，也早在各地區建立良好聲望。

這一類醫院強調提供比醫學中心更快的服務、更精準的醫療、更親切的服務，病人看病不用長時間等候，手術排程也不用拖太久，相對地病患滿意度也高。所以這類專科型地區醫院，其實也是醫療體系中不可或缺的一環，前途看好。

類型③轉型為合併長期照護機構，同時提供急慢性醫療照護的混合型地區醫院。第三類型的地區醫院轉型主因在於台灣老年人口增多，需要住在長期照護機構的老人，卻找不到適合的院所機構。於是有些地區醫院便轉型為可服務急慢性病的醫療機構，既可收治需要長期照護的老人，更能提供這些老人及時的內外科復健科服務。以我的看法，地區醫院其實成功地扮演台灣醫療史上，承先啟後、濟世救人不可或缺的角色。

區域型醫院：發展特色醫療取勝

區域型醫院就是我們常說的中大型醫院，必須能提供二十四小時的急診業務，並具有至少中度級以上的急重症加護照顧能力。

通常區域型醫院至少具有內外婦兒急症、眼耳口鼻、神經精神、皮膚、骨科復健、放射診斷檢驗病理，以及社區醫療部門。不少區域級醫院甚至擁有醫學中心級的主治教授級醫師，以及昂貴醫療設備、精密儀器、特色醫療，甚至在國際上具有一定聲望。

區域醫院有別於地區醫院之處，不只是醫院機構的規模大小，或是病人多少，而是收治嚴重度較高及病情較為複雜的病人，最重要是，區域醫院必須肩負醫學教育的工作以及學術研究的重擔。目前台灣很多區域醫院的規模，在歐美國家已屬於醫學中心級，但受限於健保給付及醫學中心家數的規定，無法獲得醫學中心的榮銜，殊為委屈。

不過，在我的觀點看來，地區型醫院和區域型醫院是最能發揮有效醫療資源管理，精簡人才運用，並達到迅速服務的醫院。尤其規模不會大到難以掌握，在提供醫療服務時，反而更能有效的發揮團隊精神，掌握病人的方便性、可近性、及時性與準確性。

年輕醫師在區域型醫院的發展，比較偏重臨床導向，所做的研究也比較偏向臨床研究，在此能發展自己喜歡的特色醫療，限制較少、自由度較高，不失為一個很好的就業選擇。

醫學中心、準醫學中心：最新醫療設備與醫師群

台灣實施多年的醫院評鑑制度，基於全民健康保險制度，與北中南東區人口數量與人口結構的考量，無法成立太多醫學中心，有些醫院雖已達到醫學中心的服務水準，卻礙於名額與健保給付負擔的考量，所以衛生福利部另外成立一個「準醫學中心」的層級。

不論是醫學中心或準醫學中心，提供的醫療服務都是最尖端、最完整，也是最複雜的急重症醫療。除了最先進的設備和強大醫師群之外，比起區域型醫院的最大

差別，在於著重臨床與基礎的醫學研究，肩負醫療教學的重要任務，發展特色醫療服務，協助地區醫院及診所提升醫療教育及服務水平，並執行政府的衛生公共政策，例如分級轉診制度、癌症篩檢治療，及偏鄉離島的醫療服務。

在國際醫療方面，台灣的醫學中心也都做出自己特色，例如：肝臟移植手術、心臟移植手術、頭頸部腫瘤手術、肝癌防治、顯微重建手術，都是舉世知名。

不過，即使是醫學中心服務的醫生，技術再好、學問再高，也要常常反問自己：你對病人的治療，是不是站在病人的這一邊來想？因為，我們在醫的，不只是「病」，而是「病人」！不能夠只是頭痛醫頭，腳痛醫腳，要去了解疾病背後的意義，並且加以支持及找出改善方案。

例如：一個中年肥胖的病人來求診，症狀是脊椎壓迫神經，痛到不能走路。如果身為醫師的你，只是醫他的「病」，於是告訴他，「你就是因為太胖，才會脊椎壓迫神經，所以先回去運動、跑步，減肥三十公斤再來開脊椎手術？」

病人聽到這話會怎麼想？他都已經連路都走不了，怎麼有辦法跑步減肥？

所以，我們應該先利用手術，輔以適當的復健，或是止痛藥物，減輕病人疼痛，才能要求他試著運動減肥。

這，也就是「醫人」和「醫病」的差別。

結語

醫師是行業，還是志業？

本書最後，我希望勉勵每一位年輕醫師最重要的一件事：從事醫療的工作該有的態度。就我認為，以一個外科醫師為例，對於醫療服務的態度可以分為四個等級：行業、專業、敬業與志業。

不同的態度決定你的高度

第一個等級就是把醫療當作一個「行業」。

身為外科醫師的你，可以做比較簡單而常見的手術，遇到困難的病人就轉給其他醫師，或由比較擅長這種手術的醫師處理，這樣的做法很安全，你可以「贏得飯碗」，也可以安全下樁。

這就好比一個牧羊人，他接管了一群羊，當有野狼來攻擊羊的時候，他盡量保護一部分的羊群逃離，減少羊群的損失。

第二個等級就是「專業」。

身為外科醫師的你，可以選擇開比較困難的手術，接受其他醫師的轉診，你在醫療事業上表現成功，也可以「贏得地位」。

這就像一個牧羊人，他很會管理與帶領羊群，如果有羊群被野狼攻擊，這個牧羊人會勇敢地把狼趕走，保護所有的羊群生命。

第三個等級就是「敬業」。

身為外科醫師的你，不只是把刀開好，更花自己的精力與時間，不惜犧牲休息與睡眠時間，一切以病人的健康為主。這樣子的敬業精神可以「贏得尊敬」。

這就像《聖經》故事裡面的大衛，他不只是個很好的牧羊人，勇敢地趕走狼群，築了柵欄保護羊群，他更信任上帝，付出所有一切努力，打敗巨人。

第四個等級就是「志業」。

身為外科醫師的你，可以窮畢生精力專研手術、引領風潮，投入你的靈魂，傳道授業解惑，你的研究信手捻來，皆是文章！當一個醫師的努力與付出到達這個境界，才可以「贏得歷史地位」。如果以一個牧羊人而言，等於建立整個畜牧產業，並成為跨國的偉大企業。

臂神經重建的十二次醫學革命

從事醫療工作的態度，決定你會成為什麼樣的人。以我個人為例，過去近三十年從事的特色醫療發展上，在神經重建的屢創紀錄。尤其在臂神經重建的手術，因為早期的臂神經受損修復，臨床效果不佳，成功率低於三〇％，所以在近三十年來，臂神經重建的發展，歷經十二次革命，包括：

1. 應用神經繞道手術。取代傳統直接點對點的神經接合手術，成功率可以提升到八〇％以上。
2. 針對幼兒肩難產臂叢受傷的手術時間，可以提早到生產後三至六個月內，用神經移植或是繞道手術，達到最佳化的效果。
3. 用健康側的第七頸椎神經進行神經繞道手術，以治療以往束手無策的全臂叢撕脫傷。
4. 用自由型功能性皮瓣移植，合併健側頸七神經繞道手術，可以挽救以前臂叢手術失敗的病例，而且成功率亦可達到七五％以上。
5. 用頸椎前路途徑，搭配健康側的第七頸椎神經繞道手術。這種新的方法可以讓臂神經重建的恢復率，達到八成以上。
6. 用雙重自由型功能性皮瓣移植，合併神經繞道手術，可以恢復手部的功能八成以上。

7. 用本人獨創的三重自由型功能性皮瓣移植，合併神經繞道手術，可以恢復手部的功能九成以上。

8. 使用機器手臂執行臂神經叢重建的手術，時間短、效果好，且較少手術中的流血。

9. 使用ＡＩ人工智慧，預測臂神經叢重建的手術結果與成功率，其準確度達到九成以上。

10. 利用仿生機器人的手臂來克服臂神經叢受傷，長期未能恢復的動作問題。

11. 利用臂神經叢重建手術的繞道重建方法，用來治療四肢癱瘓、腦中風、腦出血偏癱的病人。我們的治療效果頗佳，已經有很好的成果發表。

12. 利用臂神經叢重建的手術合併幹細胞療法，可以給下肢癱瘓的病人重新站起來的機會，而且成果已經發表，受到肯定。

上述臂神經重建發展的十二次革命中，有八次革命是由我的團隊所領導，可以見得台灣的醫學水平領先世界！

而過去二十年來（從一九九八年二〇一八年），我在國際間受邀出席演講，並公開示範手術的國家，包括：

亞太地區：香港、新加坡、日本、韓國、澳洲、帛琉、印尼、越南、泰國、柬埔寨、馬來西亞、印度、中國。

歐洲地區：英國、義大利、德國、西班牙、瑞士、法國。

中東地區：杜拜、以色列。

非洲：南非、坦尚尼亞（義診）。

美洲：美國、墨西哥、加拿大、巴西。

我統計過，以上包括世界五大洲、二十七國，超過兩百台手術，大多是顯微皮瓣手術、足趾移植到手指手術、臂神經叢手術和頸椎手術。

我這些特別的行醫經驗，應該是個不易達成的國際醫療紀錄，值得分享！更誠懇地希望這本書能帶給年輕醫師們，不只對台灣醫療環境生態有更深一層的了解，也可以鼓勵大家創造屬於自己未來醫療生涯的康莊大道！

附錄　杜元坤經典醫學論文精選

《臂神經叢論文》

1. *Surgical treatment for total root avulsion type brachial plexus injuries by neurotization: a prospective comparison study between total and hemicontralateral C7 nerve root transfer.*
   Tu YK, Tsai YJ, Chang CH, Su FC, Hsiao CK, Tan JS. , Microsurgery. 2014 Feb;34(2)
2. *Comparison of objective muscle strength in C5-C6 and C5-C7 brachial plexus injury patients after double nerve transfer.*
   Tsai YJ, Su FC, Hsiao CK, Tu YK. , Microsurgery. 2015 Feb;35(2).
3. *Within-session reliability and smallest real difference of muscle strength following nerve transfers in patients with brachial plexus injuries.*
   Tsai YJ, Tu YK, Hsiao CK, Su FC. , J Hand Surg Am. 2015 Jun;40(6)
4. *Anatomic variance in common vascular pedicle of the gracilis and adductor longus muscles: feasibility of double functioning free muscle transplantation with single pedicle anastomosis.*
   Sananpanich K, Tu YK, Pookhang S, Chalidapong P. , J ReconstrMicrosurg. 2008 May;24(4)
5. *Surgical procedures for recovery of hand function.*
   Tu YK. , In: Practical management of pediatric and adult brachial plexus palsies. Chung KC, Yang LJS, McGillicuddy JE, editors. Saunders Elsevier; 2012. p 271-300.

《小兒顯微論文》

6. *Microsurgical second toe-metatarsal bone transfer for reconstructing congenital radial deficiency with hypoplastic thumb.*
   Tu YK, Yeh WL, Sananpanich K, Ueng SW, Chou YC, Ma CH, Lee ZL.J , ReconstrMicrosurg. 2004 Apr;20(3)
7. *Comparative study of outcomes between pollicization and microsurgical second toe-metatarsal bone transfer for congenital radial deficiency with hypoplastic thumb.*
   Tan JS, Tu YK. , J ReconstrMicrosurg. 2013 Nov;29(9)

《外傷顯微論文》

8. *Role of vascularized bone grafts in lower extremity osteomyelitis.*
   Tu YK, Yen CY. , OrthopClin North Am. 2007 Jan;38(1)
9. *Treatment for scaphoid fracture and nonunion--the application of 3.0 mm cannulated screws and pedicle vascularised bone grafts.*
   Tu YK, Chen AC, Chou YC, Ueng SW, Ma CH, Yen CY. , Injury. 2008 Oct;39 Suppl 4
10. *Soft-tissue injury management and flap reconstruction for mangled lower extremities.*
   Tu YK, Yen CY, Ma CH, Yu SW, Chou YC, Lee MS, Ueng SW. , Injury. 2008 Oct;39 Suppl 4
11. *Soft-tissue injury in orthopaedic trauma.*
   Tu YK, On Tong G, Wu CH, Sananpanich K, Kakinoki R. , Injury. 2008 Oct;39 Suppl 4
12. *Comparison of external and percutaneous pin fixation with plate fixation for intra-articular distal radial fractures. A randomized study.*
   Leung F, Tu YK, Chew WY, Chow SP. , J Bone Joint Surg Am. 2008 Jan;90(1)
13. *Using external and internal locking plates in a two-stage protocol for treatment of segmental tibial fractures.*
   Ma CH, Tu YK, Yeh JH, Yang SC, Wu CH. , J Trauma. 2011 Sep;71(3)

《脊椎手術論文》

14. *Impact of Instrumented Spinal Fusion on the Development of Vertebral Compression Fracture.*
   Chiu YC, Tsai TT, Yang SC, Chen HS, Kao YH, Tu YK. , Medicine (Baltimore). 2016 Apr;95(17)
15. *Pullout evaluation of sawbone experiment in different types of pedicle screws combined with bone cement augmentation for severe osteoporotic spine.*
   Yang SC, Liu PH, Tu YK. , ActaBioengBiomech. 2018;20(2)

《基礎研究論文》

16. *Assessment of thermal necrosis risk regions for different bone qualities as a function of drilling parameters.*
   Chen YC, Tu YK, Tsai YJ, Tsai YS, Yen CY, Yang SC, Hsiao CK. ,Comput Methods Programs Biomed. 2018 Aug;162

17. *MicroRNA-mediated interacting circuits predict hypoxia and inhibited osteogenesis of stem cells, and dysregulated angiogenesis are involved in osteonecrosis of the femoral head.*
Kao GS, Tu YK, Sung PH, Wang FS, Lu YD, Wu CT, Lin RLC, Yip HK, Lee MS. , IntOrthop. 2018 Jul;42(7)

18. *Schwann-Cell Autophagy, Functional Recovery, and Scar Reduction After Peripheral Nerve Repair.*
Ko PY, Yang CC, Kuo YL, Su FC, Hsu TI, Tu YK, Jou IM. , J MolNeurosci. 2018 Apr;64(4)

19. *Evaluation of the parameters affecting bone temperature during drilling using a three-dimensional dynamic elastoplastic finite element model.*
Chen YC, Tu YK, Zhuang JY, Tsai YJ, Yen CY, Hsiao CK. , Med BiolEngComput. 2017 Nov;55(11).

20. *Effects of implant drilling parameters for pilot and twist drills on temperature rise in bone analog and alveolar bones.*
Chen YC, Hsiao CK, Ciou JS, Tsai YJ, Tu YK. , Med Eng Phys. 2016 Nov;38(11)

21. *Stemness and transdifferentiation of adipose-derived stem cells using L-ascorbic acid 2-phosphate-induced cell sheet formation.*
Yu J, Tu YK, Tang YB, Cheng NC. , Biomaterials. 2014 Apr;35(11)

22. *Efficient transfer of human adipose-derived stem cells by chitosan/gelatin blend films.*
Cheng NC, Chang HH, Tu YK, Young TH. , J Biomed Mater Res B ApplBiomater. 2012 Jul;100(5)

23. *Comparison between botulinum toxin and corticosteroid injection in the treatment of acute and subacute tennis elbow: a prospective, randomized, double-blind, active drug-controlled pilot study.*
Lin YC, Tu YK, Chen SS, Lin IL, Chen SC, Guo HR. , Am J Phys Med Rehabil. 2010 Aug;89(8)

發光體 06

世上最快樂的工作——神經顯微重建手術權威杜元坤的行醫哲學

作　　者 / 杜元坤
採訪整理 / 謝其濬
特約主編 / 陳瑤蓉
封面構成 / Javick工作室
內頁設計 / Javick工作室
特約攝影 / 蘇鈺涵 Hannah Su
專案企劃 / 蔡孟庭、盤惟心

出　　版 / 好人出版
發　　行 / 遠足文化事業股份有限公司
地　　址 / 231新北市新店區民權路108之2號9樓
電　　話 / (02) 2218-1417　傳真 / (02) 8667-1065
電子信箱 / service@bookrep.com.tw
網　　址 / www.bookrep.com.tw
郵撥帳號 / 19504465遠足文化事業股份有限公司

讀書共和國出版集團

社　　長 / 郭重興
發行人兼出版總監 / 曾大福
業務平台總經理 / 李雪麗　　副總經理 / 李復民
海外業務協理 / 張鑫峰　　特販業務協理 / 陳綺瑩
實體業務協理 / 林詩富　　專案企劃協理 / 蔡孟庭
印務協理 / 江域平　　印務主任 / 李孟儒

法律顧問 / 華洋法律事務所 蘇文生律師
印　　製 / 成陽印刷股份有限公司

2018年12月26日初版一刷　定價：360元
2024年07月17日初版九刷　書號：SV0C0001
ISBN 978-986-92751-4-9

團體訂購請洽業務部 (02) 2218-1417分機 1124

讀書共和國網路書店 www.bookrep.com.tw

特別聲明：
本書僅代表作者個人言論，不代表出版社立場。
本書如有印刷瑕疵，請寄回本公司調換。

世上最快樂的工作：神經顯微重建手術權威杜元坤的行醫哲學 / 杜元坤作 . -- 初版 . -- 新北市 : 好人出版 : 遠足文化發行 , 2018.12
面；　公分 . -- (發光體 ; 6)
ISBN 978-986-92751-4-9(平裝)

1.杜元坤 2.醫師 3.臺灣傳記

783.3886　　107021203